国家卫生和计划生育委员会"十二五"规划教材
江西省高职高专护理类专业规划教材配套教材
供护理类专业用

护理应用病理学
学考精编

主　　编　杨庆春　周　洁
副 主 编　杨　燕　傅　珏
编　　者　（以姓氏笔画为序）
　　　　　王　霞　井冈山大学医学院
　　　　　帅　萍　赣南医学院
　　　　　刘　燕　九江学院基础医学院
　　　　　李志远　江西中医药大学科技学院
　　　　　杨庆春　赣南医学院
　　　　　杨　燕　宜春职业技术学院
　　　　　范伯曾　江西中医药高等专科学校
　　　　　周　洁　江西卫生职业学院
　　　　　徐　娟　宜春学院
　　　　　傅小一　宜春学院
　　　　　傅　珏　南昌大学抚州医学院
编写秘书　帅　萍（兼）

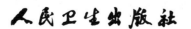
人民卫生出版社

图书在版编目（CIP）数据

护理应用病理学学考精编/杨庆春，周洁主编.—北京：人民卫生出版社，2017

ISBN 978-7-117-23919-6

Ⅰ.①护… Ⅱ.①杨… ②周… Ⅲ.①病理学-医学院校-教材 Ⅳ.①R36

中国版本图书馆 CIP 数据核字（2017）第 012180 号

| 人卫智网 | www. ipmph. com | 医学教育、学术、考试、健康，购书智慧智能综合服务平台 |
| 人卫官网 | www. pmph. com | 人卫官方资讯发布平台 |

护理应用病理学学考精编

主　　编：杨庆春　周　洁
出版发行：人民卫生出版社（中继线 010-59780011）
地　　址：北京市朝阳区潘家园南里 19 号
邮　　编：100021
E - mail：pmph @ pmph. com
购书热线：010-59787592　010-59787584　010-65264830
印　　刷：北京市卫顺印刷厂
经　　销：新华书店
开　　本：787×1092　1/16　印张：12
字　　数：300 千字
版　　次：2017 年 2 月第 1 版　2017 年 2 月第 1 版第 1 次印刷
标准书号：ISBN 978-7-117-23919-6/R · 23920
定　　价：28.00 元

打击盗版举报电话：010-59787491　E-mail：WQ @ pmph. com
（凡属印装质量问题请与本社市场营销中心联系退换）

前　言

　　本书是"江西省高职高专院校规划教材"《护理应用病理学》的配套学习教材。编者以《护理应用病理学》教材为蓝本,结合自己平时的教学工作进行总结、提炼编写而成,目的是让学生提高学习效率,更好地掌握教材的精髓,从而达到事半功倍的效果。

　　为了配合当前高等卫生职业教育院校病理学与病理生理学课程的教学,本教材的章节与《护理应用病理学》中的章节相对应。每章分为学习精要、测试题及参考答案三部分。学习精要部分由编者用精练的语言,开门见山地对教材内容进行阐述、概括和总结,既保持《护理应用病理学》的精华,使内容更加精简、易懂,又不是生硬地对教材进行裁减,从而保证课程体系的完整性。测试题及参考答案部分主要是让学生对课程内容掌握情况进行自我测试,了解自己对学习内容掌握的情况。

　　本教材供三年制高职护理类专业使用,也可作为国内医学院校助产、临床医学、口腔、卫生、医学检验、法医、影像等专业学生的参考书,同时也是病理学同道的教学参考用书,对考研学子们掌握病理学的精髓有一定的参考价值。

　　由于我们的水平所限,书中难免存在缺点及错误之处,敬请读者与同道指正并赐教。

杨庆春　周　洁

2016 年 9 月

目　　录

绪　　论

【学习精要】

护理应用病理学包括病理学和病理生理学两大范畴,是研究疾病发生、发展、转归规律的科学。

病理学侧重从形态角度研究疾病的病因、发病机制、病理变化、结局和转归。

病理生理学侧重研究疾病中功能和代谢的变化。

一、护理应用病理学的内容和任务

病理学和病理生理学之间、总论和各论之间均有着十分密切的内在联系,学习过程中不可偏废。

1. 病理学和病理生理学总论是研究各种疾病的基本病理变化,即疾病共同规律,重点叙述疾病的基本形态、功能、代谢变化。其中细胞和组织的适应、损伤与修复、局部血液循环障碍、炎症、肿瘤属于病理学总论范畴,而疾病概论、发热、水、电解质代谢紊乱、酸碱平衡紊乱、缺氧、弥漫性血管内凝血、休克与黄疸属于病理生理学总论范畴。

2. 病理学和病理生理学各论是在总论学习基础上,研究和阐述不同系统疾病的特殊规律,主要叙述常见病和多发病的病因、发病机制、病理变化、病理临床联系及结局等。

二、病理学在医学中的地位

护理应用病理学研究对象是疾病,是一门医学基础课程,也是护理教学中的主干课程。护理应用病理学是一门“桥梁”学科,起着承前启后的作用,在医学基础课程间起着横向联系的作用,在基础医学和临床医学起着纵向联系的作用。病理学揭示疾病的规律和本质,是医学研究中非常重要的基础和平台。

三、护理应用病理学的研究方法

(一)人体病理学的诊断和研究方法

1. 尸体剖检　简称尸检,即对死亡者遗体进行病理解剖和后续的病理学观察,是病理学的基本研究方法之一。

2. 活体组织检查　简称活检,即用局部切除、钳取、穿刺针吸、搔刮和摘除等手术,从病人活体取得病变组织并进行病理诊断的检查方法,是目前被临床广泛采用的检查诊断方法。

3. 细胞学检查　即通过各种方法采集病变组织的细胞,涂片染色后进行显微镜观察,做出细胞学诊断。

临床采集的细胞可以是病变部位的脱落细胞、分泌物、体液及排泄物中的细胞、内镜采集或刷取的细胞、用空针穿刺吸取病变部位的细胞等。

主要用于疾病诊断和健康普查、对激素水平测定(阴道脱落细胞涂片)及为细胞培养提供标本等。优点是方法简单,病人痛苦小,可重复,但可能会出现假阴性结果。

(二)实验病理学的研究方法

1. 动物实验　即运用在实验动物身上复制人类某些疾病或病理过程的模型,并对其进行疾病发生发展及治疗方法的研究,可弥补人体病理学过程中受到的制约。

2. 组织与细胞培养　即自人体或动物体内取出某种组织或细胞,在体外适宜的培养基进行培养,动态观察在各种疾病因素作用下,细胞、组织病变的发生和发展。

(三)病理学的观察方法

1. 大体观察　主要是用肉眼或借助放大镜、量尺、磅秤等辅助工具,对病变组织的性状(大小、形状、色泽、重量、质地、表面及切面以及与周围组织和器官的关系等)进行细致观察、取材和检测。

2. 组织学观察　将病变组织制成病理切片,经不同方法染色(通常用苏木素-伊红染色,HE),用光学显微镜观察其细微病变,是病理学诊断和疾病研究中最常用的观察方法。

3. 超微结构观察　运用透射及扫描电子显微镜对组织、细胞的内部和表面超微结构进行更细微的观察,即从亚细胞(细胞器)或大分子水平上认识和了解细胞的病变。

4. 组织化学和细胞化学观察　应用某些能与组织细胞化学成分发生特异反应的显色试剂,对病变组织进行特殊染色,以观察组织细胞内各种蛋白质、酶类、核酸、糖原等化学成分的状况。

5. 免疫组织化学观察　用特定的酶或荧光物质等标记抗原或抗体,再通过抗原抗体特异性反应来原位识别病变组织细胞中的某些特定成分。

四、病理学的学习方法

疾病的发生发展是一个动态过程,学习中要以辩证唯物主义的观点,动态地去观察分析问题,辨别疾病过程中的各种矛盾。应注意以下几点:

1. 用发展的观点认识疾病。
2. 重视功能、代谢与形态三者之间的联系。
3. 注意局部和整体的关系。
4. 注意理论与实践的联系。

【测试题】

一、单项选择题

1. 临床上最广泛应用的病理学研究方法是
   A. 活体组织检查　　　B. 尸体剖检　　　C. 动物实验
   D. 组织、细胞培养　　E. 核酸杂交技术
2. 下列哪项不是病理学的研究范畴?

A. 病因　　　　　　　　　　　　B. 发病机制

C. 病变组织的形态改变　　　　　D. 疾病的治疗

E. 病变机体功能代谢改变

3. 活检采取病变组织的方法有

A. 局部切除　　　　　B. 内镜钳取　　　　　C. 穿刺

D. 搔刮　　　　　　　E. 以上均可

4. 脱落细胞学可用来检查

A. 痰液　　　　　　　B. 尿液　　　　　　　C. 胸腹水

D. 细针穿刺针吸细胞　E. 以上均可

5. 对肿瘤普查和早期发现具有重要价值、简单易行、便于推广的检查方法是

A. 活体组织检查　　　　　　　　B. 细胞学检查

C. 免疫组织化学检查　　　　　　D. 细胞培养

E. 组织培养

6. 病理标本常用固定液是

A. 85% 酒精　　　　　B. 75% 酒精　　　　　C. 4% 福尔马林

D. 10% 福尔马林　　　E. 无水酒精

二、名词解释

1. 病理学　2. 病理生理学　3. 尸体剖检　4. 活体组织检查　5. 细胞学检查

三、填空题

1. 人体病理学的诊断和研究方法＿＿＿＿、＿＿＿＿、＿＿＿＿。实验病理学的研究方法＿＿＿＿、＿＿＿＿。

2. 病理学的观察方法＿＿＿＿、＿＿＿＿、＿＿＿＿、＿＿＿＿、＿＿＿＿。

四、问答题

护理应用病理学的研究方法？

【参考答案】

一、单项选择题

1. A　2. D　3. E　4. E　5. B　6. D

二、名词解释

1. 病理学：侧重从形态角度研究疾病的病因、发病机制、病理变化、结局和转归。

2. 病理生理学：侧重研究疾病中功能和代谢的变化。

3. 尸体剖检：对死亡者遗体进行病理解剖和后续的病理学观察。

4. 活体组织检查：用局部切除、钳取、穿刺针吸、搔刮和摘除等手术,从病人活体取得病变组织并进行病理诊断的检查方法。

5. 细胞学检查：通过各种方法采集病变组织的细胞,涂片染色后进行显微镜观察,做出细胞学诊断。

三、填空题

1. 尸体剖检　活体组织检查　细胞学检查　动物实验　组织细胞培养

2. 大体观察　组织学观察　超微结构观察　组织化学和细胞化学观察　免疫组织化学观察

四、问答题

答:人体病理学的诊断和研究方法有尸体剖检、活体组织检查和细胞学检查。实验病理学的研究方法有动物实验、组织细胞培养。病理学的观察方法有大体观察、组织学观察、超微结构观察、组织化学和细胞化学观察和免疫组织化学观察等。

（周 洁）

第一章 疾病概论

【学习精要】

第一节 健康与疾病

一、健　　康

世界卫生组织对健康的定义：健康不仅是没有疾病和病痛，而且要有健全的身心状态和社会适应能力。

二、疾　　病

疾病是在一定的病因作用下，由于机体自稳调节紊乱，机体发生各种变化，包括机体形态、器官功能代谢和（或）心理、社会适应能力的异常生命活动过程。

三、亚　健　康

亚健康是指机体无器质性病变，但是有一些功能改变的状态。

第二节　病　因　学

病因学是研究疾病发生的原因和条件的科学。

一、疾病发生的原因

疾病的原因是指能够引起某种疾病发生，且必不可少、决定疾病特异性的因素。疾病发生的原因的种类很多，大致可分为生物性因素、理化性因素、营养性因素、遗传因素、免疫因素、先天性因素、精神、心理、社会因素等，其中生物性的因素最为常见。

疾病的发生发展可以是由一种因素起主导作用，也可以是由多种因素同时作用或先后参与，在疾病的发生发展过程中必须要具体分析。

二、疾病发生的条件

疾病的条件是指在致病原因的作用下，影响（促进和阻碍）疾病发生、发展的各种体内外因素，其中能促进疾病发生的因素又称为诱因。

第三节 发 病 学

一、疾病发生的基本机制

疾病发生的基本机制是指疾病发病的共同机制,主要包括神经机制、体液机制、组织细胞机制以及分子机制。

1. 神经机制 致病因素通过损害神经系统或通过神经反射引起相应组织器官功能代谢变化而使机体产生疾病并表现出明显的神经功能异常。

2. 体液机制 体液机制是指体液的成分和体液的量发生改变,造成机体内环境紊乱。在很多情况下,神经机制及体液机制常耦联在一起,共同参与疾病的发生发展,故又称之为"神经体液机制"。

3. 组织细胞机制 致病因素直接或间接作用于机体的组织细胞,使细胞的代谢、功能、形态发生变化而导致疾病发生。

4. 分子机制 各种病因引起疾病,都会以各种形式表现出分子水平上大分子多聚体与小分子的异常,分子水平的异常变化也会在不同程度上影响正常生命活动。

二、疾病发生发展的一般规律

1. 损伤与抗损伤反应 损伤与抗损伤反应这一规律贯穿于疾病的全过程,病因作用于机体可引起机体不同程度的损伤,对各种损伤做出抗损伤反应是机体维持生存的必要条件。当损伤性变化占优势时,病情就恶化,甚至造成死亡,反之,病情趋向缓解或痊愈。

2. 因果交替 因果交替是指原始病因使机体某一部分发生损害后,这种损害又可以作为病因而引起另一些变化,而后者又可作为新的病因而引起新的变化。疾病中因果交替形成恶性循环,使疾病不断恶化、直至死亡。但如经过恰当的治疗,在疾病的康复过程中也可形成良性循环,从而促进机体的康复。

3. 局部与整体关系 疾病可表现为局部表现和全身变化,或二者兼有。一方面,全身状况可以影响到局部病变的发生与发展;相反,任何一个局部病变,在一定条件下也会影响到全身。

第四节 疾病的经过与转归

一、疾病的经过

1. 潜伏期 潜伏期是从致病因素作用于机体开始,到机体出现疾病的最初症状前为止。

2. 前驱期 前驱期是从出现最初临床症状起到特征性症状开始这段时间。

3. 症状明显期 症状明显期是疾病出现典型症状和体征的时期。

4. 转归期 转归期是指疾病发生发展到最终的阶段。

二、疾病的转归

1. 完全康复 是指疾病时所发生的损伤性变化完全消失,机体完全恢复了稳态和适应环境的能力。

2. 不完全康复 是指疾病时的损伤性变化得到了控制,主要症状、体征和行为异常已经消失,但基本病理变化尚未完全消失,通过机体的代偿维持内环境的稳定,有时可留后遗症。

3. 死亡 由于医疗技术的进步,心肺复苏术的普及,"脑死亡"的概念逐渐被人们所接受,并成为判断死亡的一个重要标志。脑死亡是指包括脑干在内的全脑功能丧失的不可逆转的状态,这意味着机体作为一个整体的功能永久性停止。判断脑死亡应符合以下标准:①自主呼吸停止;②脑干神经反射消失;③瞳孔散大或固定,对光反射消失;④脑电波呈一平直线;⑤脑血液循环完全停止。

【测试题】

一、单项选择题

1. 有关健康的正确说法是
   A. 健康就是躯体无不适感
   B. 健康是指体格健全
   C. 健康是指有完好的精神状态
   D. 健康是指有完好的社会适应力
   E. 健康是指躯体上、精神上以及社会适应能力上的完好状态

2. 疾病发生必不可少的因素是
   A. 疾病的条件　　　　B. 疾病的外因　　　　C. 疾病的内因
   D. 疾病的原因　　　　E. 疾病的诱因

3. 病因学研究的内容是:
   A. 疾病发生的原因与条件　　　　B. 与疾病发生有关的因素
   C. 疾病时自稳状态紊乱的规律　　　D. 因素转化规律
   E. 疾病转归规律

4. 下述哪项不属于生物性致病因素
   A. 病毒　　　　　　　B. 细菌　　　　　　　C. 四氯化碳
   D. 立克次体　　　　　E. 疟原虫

5. 导致青霉素过敏的致病因素属于
   A. 生物性因素　　　　B. 理化性因素　　　　C. 先天性因素
   D. 营养性因素　　　　E. 免疫性因素

6. 血友病的致病因素属于
   A. 生物性因素　　　　B. 遗传性因素　　　　C. 先天性因素
   D. 营养性因素　　　　E. 免疫性因素

7. 疾病发生中体液机制主要指
   A. 病因引起的体液性因子活化造成的内环境紊乱,以致疾病的发生
   B. 病因引起的体液质和量的变化所致调节紊乱造成的内环境紊乱,以致疾病的发生
   C. 病因引起细胞因子活化造成内环境紊乱,以致疾病的发生
   D. TNFα 数量变化造成内环境紊乱,以致疾病的发生
   E. IL 质量变化造成内环境紊乱,以致疾病的发生

8. 疾病的发展方向取决于
    A. 病因的数量与强度　　　B. 存在的诱因　　　C. 机体的抵抗力
    D. 损伤与抗损伤力量的对比　　E. 机体自稳调节的能力
9. 下述哪项不符合完全康复的标
    A. 致病因素已经消除或不起作用
    B. 疾病时发生的损伤性变化完全消失
    C. 劳动能力完全恢复
    D. 机体的自稳调节恢复正常
    E. 遗留有基本病理变化,通过机体的代偿来维持内环境相对稳定
10. 全脑功能的永久性停止称为
    A. 植物人状态　　　B. 濒死状态　　　C. 脑死亡
    D. 生物学死亡　　　E. 临床死亡
11. 死亡的概念是指
    A. 呼吸、心跳停止,各种反射消失
    B. 各组织器官的生命活动终止
    C. 机体作为一个整体的机能的永久性停止
    D. 脑干以上中枢神经系统处于深度抑制状态
    E. 重要生命器官发生不可逆性损伤
12. 下列哪项不宜作为脑死亡的标准
    A. 心跳停止　　　　　　　B. 自主呼吸停止
    C. 脑神经反射消失　　　　D. 不可逆昏迷和大脑无反应性
    E. 瞳孔散大、固定

二、名词解释
1. 健康　2. 疾病　3. 亚健康　4. 病因　5. 条件　6. 完全康复　7. 不完全康复
8. 脑死亡

三、填空题
1. 机体在一定的条件下受病因损害作用后,因机体_____调节紊乱而发生的_____过程称为疾病。
2. 病因学是研究疾病发生的_____与_____及其作用规律的科学。
3. 疾病的过程可分为_____期、_____期、_____期和_____期。
4. 机体作为一个整体的永久性停止的标志是_____,它是指_____的永久性、不可逆的丧失。

四、问答题
1. 什么是因果交替规律?举例说明因果交替规律在发病学中的作用。
2. 简述脑死亡的诊断标准?

【参考答案】

一、单项选择题
1. E　2. D　3. A　4. C　5. E　6. B　7. B　8. D　9. E　10. C
11. C　12. A

二、名词解释

1. 健康:健康不仅是没有疾病和病痛,而且有健全的身心状态和社会适应能力。

2. 疾病:疾病是在一定的病因作用下,由于机体自稳调节紊乱,机体发生各种变化,包括机体形态、器官功能代谢和(或)心理、社会适应能力的异常生命活动过程。

3. 亚健康:亚健康是指机体无器质性病变,但是有一些功能改变的状态。

4. 原因:原因是指能够引起某种疾病发生,且必不可少、决定疾病特异性的因素

5. 条件:条件是指在致病原因的作用下,影响(促进和阻碍)疾病发生、发展的各种体内外因素。

6. 完全康复:完全康复是指疾病时所发生的损伤性变化完全消失,机体完全恢复了稳态和适应环境的能力。

7. 不完全康复:不完全康复是指疾病时的损伤性变化得到了控制,主要症状、体征和行为异常已经消失,但基本病理变化尚未完全消失,通过机体的代偿维持内环境的稳定。

8. 脑死亡:脑死亡是指包括脑干在内的全脑功能丧失的不可逆转的状态。

三、填空题

1. 自稳　异常生命活动

2. 原因　条件

3. 潜伏　前驱　症状明显　转归

4. 脑死亡　全脑功能

四、问答题

1. 因果交替是指原始病因作用于机体,引起机体的变化,前者为因,后者为果;而这些变化又作为发病学原因,引起新的变化,如此因果不断交替转化,推动疾病的发展。例如创伤引起失血、组织损伤和交感-肾上腺髓质系统兴奋。创伤是原因,失血等是结果;失血又引起回心血量减少,失血又是原因,回心血量减少又是结果;回心血量减少又是心排血量减少的原因,而后者又是前者的结果;而随之发生的血压降低、组织缺血缺氧、代谢障碍等又互为因果,这就是因果交替规律。上述因果交替互为因果的循环交替的结果形成恶性循环,使病情更加恶化,直至死亡。

2. 判断脑死亡应符合以下标准:①自主呼吸停止;②脑干神经反射消失;③瞳孔散大或固定,对光反射消失;④脑电波呈一平直线;⑤脑血液循环完全停止。

（杨 燕）

第二章 细胞、组织的适应、损伤与修复

【学习精要】

第一节 细胞、组织的适应

一、萎缩

萎缩是已发育正常的实质细胞、组织或器官的体积缩小。分生理性萎缩和病理性萎缩两类。病理性萎缩分为:①营养不良性萎缩;②压迫性萎缩;③失用性萎缩;④去神经性萎缩;⑤内分泌性萎缩。

病变:萎缩的细胞、组织、器官体积减小,重量减轻,色泽变深,细胞器退化,胞体内出现脂褐素颗粒。

二、肥大和增生

由于功能增加、合成代谢旺盛,使细胞、组织或器官体积增大称为肥大。分生理性肥大和病理性肥大两种。其中因相应器官和组织功能负荷过重所致的肥大称为代偿性肥大,如高血压引起的左心肥大,举重运动员上肢骨骼肌的增长肥大等。内分泌性肥大系激素作用于效应器所致,如妊娠期子宫肥大。

组织或器官内实质细胞数量增多称为增生,常导致组织或器官的增大。分生理性增生和病理性增生两种。生理性增生包括代偿性增生和激素性增生等类型,病理性增生最常见的原因是激素过多或生长因子过多,如雌激素过多引起的子宫内膜腺体过增生。

三、化生

一种分化成熟的细胞类型被另一种分化成熟的细胞类型所取代的过程称为化生。常发生在同源性细胞之间,即上皮细胞之间或间叶细胞之间。上皮化生以鳞状上皮化生及肠上皮化生最常见,如慢性支气管炎支气管假复层纤毛柱状上皮鳞化,慢性胃炎胃黏膜上皮肠化。间叶组织常见骨或软骨化生。

第二节　细胞、组织的损伤

一、损伤的形式和形态学变化

（一）可逆性损伤

可逆性损伤又称变性，是指细胞或细胞间质受损伤后，由于代谢障碍，使细胞内或细胞间质内出现异常物质或正常物质异常蓄积的现象。

1. 细胞水肿　是线粒体受损而导致的细胞内钠离子和水过多积聚，常见于缺氧、感染、中毒时的心、肝、肾等器官的实质细胞。病变：肉眼观器官体积增大，包膜紧张，颜色变淡；镜下观细胞质出现颗粒或胞浆疏松化、气球样变。

2. 脂肪变　中性脂肪（甘油三酯）蓄积于非脂肪细胞的细胞质中称脂肪变。常发生于肝、心、肾等实质细胞，与感染、酗酒、中毒、缺氧、营养不良、肥胖等有关。病变：肉眼观器官体积增大，淡黄色，切面油腻感；镜下观细胞质内见大小不等的空胞，冰冻切片脂肪染色可显示脂肪滴。

3. 玻璃样变　又称透明变性，指细胞内或间质中出现均质状、嗜伊红半透明状的蛋白样物质蓄积。分细胞内玻璃样变，纤维结缔组织玻璃样变，细动脉玻璃样变三种。

4. 淀粉样变　细胞间质，特别是小血管基底膜出现淀粉样蛋白质-黏多糖复合物沉积，称淀粉样变。镜下淀粉样物质呈淡红色均质状；呈色反应：刚果红染色为橘红色，遇碘为棕褐色，再加稀硫酸呈蓝色。

5. 黏液样变　指细胞间质内黏多糖（透明质酸等）和蛋白质的蓄积。镜下特点是在疏松的间质内，有多突起的星芒状纤维细胞散在于灰蓝色黏液基质中。

6. 病理性色素沉着　在病理情况下，人体内、外的一些色素增多并积聚在细胞内外，称为病理性色素沉着。常见的色素沉着有含铁血黄素、脂褐素、黑色素沉着等。

7. 病理性钙化　骨、牙之外的组织中有固态钙盐沉积称为病理性钙化。钙盐沉积于坏死或即将坏死的组织或异物中，称为营养不良性钙化。全身钙磷代谢失调（高血钙）而致钙盐沉积于正常组织内，称为转移性钙化。

（二）不可逆性损伤——细胞死亡

细胞发生不可逆性代谢、结构和功能障碍，引起细胞死亡，分为坏死和凋亡。

1. 坏死的基本病变

细胞核的变化是坏死的主要标志，主要有三种形式：①核固缩；②核碎裂；③核溶解。坏死的胞浆改变为嗜酸性增强，间质改变有基质和胶原纤维崩解液化，成片状模糊无结构物质。

2. 坏死的类型

（1）凝固性坏死：蛋白质变性凝固，坏死区呈灰黄、干燥、质实状态称凝固性坏死。多见于心、肝、肾、脾等实质器官。结核菌引起的干酪样坏死为凝固性坏死的特殊类型。

（2）液化性坏死：坏死组织发生溶解液化，称为液化性坏死，可能为中性粒细胞释放大量水解酶或组织富含磷脂和水的缘故。如脓肿、脑软化，也可见于脂肪坏死及急性胰腺炎时的酶解坏死。

（3）纤维素样坏死：是结缔组织及小血管壁常见的坏死形式。与纤维素染色性状相似。

见于风湿病、结节性多动脉炎、急进型高血压等。

（4）坏疽：指组织坏死并继发腐败菌感染。分干性、湿性、气性坏疽三种类型。干性坏疽多为凝固性坏死，湿性坏疽可为凝固性坏死和液化性坏死的混合物。

3. 坏死的结局

（1）局部急性炎症反应。

（2）溶解吸收。

（3）分离排出。

（4）机化、纤维包裹及钙化。

二、细 胞 凋 亡

也称为程序性死亡，是活体内单个细胞或小团细胞的死亡，其发生与基因调节有关。凋亡的细胞镜下见凋亡小体，如病毒性肝炎时的嗜酸性小体。

第三节　损伤的修复

修复的概念：损伤造成机体部分细胞和组织丧失后，机体对所形成缺损进行修补恢复的过程称为修复。

一、再 　 生

修复过程中，由损伤周围的同种细胞来修补缺损称为再生。分为生理性再生及病理性再生。

（一）各种细胞的再生潜能

细胞周期分细胞间期和细胞分裂期。按再生能力的强弱，将人体细胞分为三类：

1. 不稳定细胞　再生能力强，又称为持续分裂细胞。如表皮细胞、呼吸道、消化道黏膜被覆细胞、淋巴及造血细胞等。

2. 稳定细胞　生理情况下增殖不明显，受到组织损伤刺激时，表现出较强的再生能力，又称为静止细胞。这类细胞包括各种腺体或腺样器官的实质细胞，如肝、胰、涎腺、内分泌腺、汗腺、皮脂腺等。

3. 永久性细胞　又称非分裂细胞。如神经细胞、骨骼肌细胞及心肌细胞。

（二）各种组织的再生过程

1. 上皮组织再生

（1）被覆上皮：鳞状上皮缺损由创缘或基底层细胞分裂增生修复；黏膜（如胃、肠、呼吸道等）上皮缺损由邻近基底部细胞分裂增生修复。

（2）腺上皮：腺上皮缺损而基底未被破坏，可由残存细胞分裂修补，完全恢复原来腺体结构；如腺体结构（包括基底膜）完全被破坏，则难以再生。肝再生：肝部分切除可通过分裂增生，短期内恢复原来大小；肝细胞坏死无论范围大小，只要肝小叶网状支架完整，再生肝细胞可沿支架延伸，恢复正常结构；肝细胞广泛坏死，网状支架塌陷，再生肝细胞不能恢复原来小叶结构，而成为结构紊乱的肝细胞团。

2. 结缔组织再生

在损伤刺激下，由纤维细胞或间叶细胞分化出纤维母细胞，产生胶原纤维，最后纤维母细胞转化成为纤维细胞形成纤维组织再生。

3. 软骨及骨组织再生

软骨再生由软骨膜增生,逐渐变为软骨母细胞,并在周围形成软骨基质,最后转变为软骨细胞。

骨再生常见于骨折时,由纤维性化形成的纤维性骨痂分化出骨母细胞,形成类骨组织,然后发化钙化形成编织骨,再进一步改建成为板层骨。纤维性骨痂中的软骨组织也可经软骨化骨过程形成骨组织。

4. 血管再生

(1)毛细血管再生是以生芽方式完成的。

(2)大血管离断后需要手术吻合,吻合处两侧内皮细胞增生、连接,离断的肌层由结缔组织增生连接。

5. 肌组织再生

横纹肌损伤肌膜未被破坏时,可产生肌原纤维而恢复正常横纹肌结构;肌纤维完全断开,则通过纤维瘢痕连接。平滑肌有一定再生能力,但肠管或大血管断开经手术吻合后,主要通过纤维瘢痕连接。心肌再生能力极弱,损伤后一般通过瘢痕修复。

6. 神经组织再生

神经细胞破坏后不能再生,由神经胶质细胞及其纤维增生修补,形成胶质瘢痕。神经纤维受损时,如与其相连的神经细胞仍存活,则可完全再生。

二、纤维性修复

(一)肉芽组织的成分及形态

肉芽组织由新生的毛细血管、纤维母细胞及数量不等的炎性细胞构成,肉眼表现为鲜红色,颗粒状,柔软湿润,形似肉芽。

(二)肉芽组织的作用及结局

肉芽组织的作用:①抗感染及保护创面;②填补创口及其他组织缺损;③机化或包裹坏死、血栓、炎性渗出物及其他异物。

肉芽组织可逐渐成熟为纤维结缔组织,随后转化为瘢痕组织。

瘢痕组织是指肉芽组织经改建成熟形成的纤维结缔组织。形态上由大量平行或交错分布的胶原纤维束组成,往往呈均质红染即玻璃样变,纤维细胞及血管很少。肉眼表现为苍白或灰白半透明状,质韧。

瘢痕组织对机体的有利作用:①填补或连接创口,保持组织器官的完整性;②增加抗拉力作用,保持组织器官的坚固性。

瘢痕组织对机体的不利方面:①瘢痕收缩,影响组织器官的功能,如关节附近的瘢痕常引起关节挛缩或活动受限等。②瘢痕粘连,常不同程度影响器官功能,如肠粘连。③皮肤表面瘢痕组织增生过度形成瘢痕疙瘩。

三、创伤愈合

创伤愈合是指机体遭受外力作用,皮肤等出现离断或缺损后的愈复过程,包括各种组织的再生和肉芽组织增生、瘢痕形成的复杂组合,表现出各种过程的协同作用。

（一）创伤愈合的基本过程

以皮肤手术切口为例叙述。

1. 早期变化：局部有不同程度组织坏死及出血，数小时内出现充血、浆液渗出及白细胞浸润。伤口表面有血凝块及痂皮形成，以保护伤口。

2. 伤口收缩：伤口边缘的皮肤及皮下组织向中心移动，使创面缩小。

3. 肉芽组织增生及瘢痕形成：伤口底部及边缘长出肉芽组织填平伤口，逐渐形成瘢痕修复创面。

4. 表皮及其他组织再生：伤口边缘基底细胞增生并向中心迁移，覆盖于肉芽组织表面，分化成为鳞状上皮。皮肤附属器如完全破坏则出现瘢痕修复。

（二）创伤愈合的类型

1. 一期愈合：见于组织缺损少，创缘整齐、无感染，经粘合或缝合后创面对合严密的伤口。

2. 二期愈合：见于组织缺损较大、创缘不整，无法整齐对合，或伴有感染的伤口。

3. 痂下愈合 多见于表浅而出血的皮肤创伤。伤口表面的血液、渗出液及坏死物质干燥后形成黑褐色硬痂，在痂下进行上述愈合过程，待上皮再生完成后，痂皮即脱落。

（三）影响创伤愈合的因素

1. 全身因素

（1）青少年组织再生能力强，愈合快；老年人组织再生能力差，愈合慢。

（2）营养（如蛋白质、维生素 C 等）缺乏时，伤口愈合延缓。

2. 局部因素

（1）感染时加重局部组织损伤，妨碍创伤愈合；坏死组织及其他异物存在也妨碍创伤愈合并利于感染。

（2）局部血液供应好时，有利于创伤愈合，反之则愈合迟缓。

（3）正常的神经支配对组织再生有一定作用，局部神经受损时影响创伤愈合。

（4）电离辐射也会影响创伤愈合。

【测试题】

一、单项选择题

1. 全身营养不良状态下，最容易发生萎缩的是
   A. 脑　　　　　　B. 心脏　　　　　　C. 肝脏
   D. 骨　　　　　　E. 脂肪

2. 萎缩是指细胞、组织、器官
   A. 体积缩小　　　B. 体积增大　　　　C. 功能增强
   D. 出现不可逆损伤　E. 出现异常物质

3. 肥大是指
   A. 细胞体积增大　　B. 细胞数量增多　　C. 细胞大小形态不一致
   D. 细胞体积缩小　　E. 细胞内出现异常物质

4. 下列哪种色素与细胞萎缩有关
   A. 胆色素　　　　　B. 疟色素　　　　　C. 脂褐素
   D. 黑色素　　　　　E. 含铁血黄素

5. 下列哪项不属于萎缩？
   A. 老年女性的子宫　　　　　　　　B. 老年男性的睾丸
   C. 青春期以后的胸腺　　　　　　　D. 呆小症
   E. 脊髓灰质炎患儿的下肢瘦小

6. 关于肥大,下列描述中哪项不正确？
   A. 肥大常伴化生
   B. 妊娠子宫增大为肥大伴增生
   C. 组织和器官的肥大其功能增强
   D. 心脏肥大时不伴细胞的增生
   E. 肥大器官超过其代偿能力常导致失代偿

7. 子宫内膜增生症属于
   A. 生理性增生　　　　　　B. 代偿性增生　　　　　　C. 内分泌性增生
   D. 不典型增生　　　　　　E. 肿瘤性增生

8. 严重的细胞水肿可导致下列哪种改变
   A. 纤维素样坏死　　　　　B. 凝固性坏死　　　　　　C. 溶解性坏死
   D. 凋亡　　　　　　　　　E. 干酪样坏死

9. 下列哪项不符合结缔组织玻璃样变
   A. 常见于瘢痕组织、纤维化的肾小球及动脉粥样硬化的斑块等
   B. 病变组织灰白、半透明
   C. 镜下纤维细胞明显减少
   D. 进一步发展为纤维化
   E. 胶原纤维崩解融合

10. 下列哪一项不是脂肪变性的表现
    A. 病变器官体积增大
    B. 肥胖者,心外膜下脂肪增多,心肌间质也出现大量脂肪组织
    C. 病变器官切面呈油腻感
    D. 镜下见细胞内有多少不等的脂滴
    E. 多发生在肝细胞、心肌细胞

11. 下列哪一项是错误的
    A. 黏液变性是组织间质出现黏液样物质的积聚
    B. 淀粉样变性是由于组织内有淀粉物沉积
    C. 黏液样变性常见于急性风湿病时心血管的结缔组织、动脉粥样硬化的动脉壁等
    D. 淀粉样变性可见于骨髓瘤
    E. 淀粉样变性物质在 HE 染色中呈淡红染、均质状

12. 结缔组织黏液样变性常见于
    A. 病毒性肝炎　　　　　　B. 麻风病　　　　　　　　C. 结核病
    D. 甲状腺功能低下　　　　E. 高血压病

13. 关于脂肪变性,下列哪一种说法不正确
    A. 长期摄入脂肪过多可致心肌细胞脂肪变
    B. 严重贫血可致心肌细胞脂肪变

    C. 慢性肝淤血可致肝细胞脂肪变

    D. 酒精中毒可致肝细胞脂肪变

    E. 严重贫血可致肾小管上皮细胞脂肪变

14. "虎斑心"是指下列哪种病变的肉眼观

    A. 心肌细胞水肿　　　　　　　　B. 心肌细胞脂肪变

    C. 心肌间质黏液样变性　　　　　D. 心肌间质淀粉样变

    E. 心肌细胞内色素蓄积

15. 细动脉壁的玻璃样变最常发生于：

    A. 急性弥漫性增生性肾小球肾炎　　B. 急性肾盂肾炎

    C. 快速进行性肾小球肾炎　　　　　D. 急进型高血压

    E. 缓进型高血压

16. 肾小管上皮细胞内发生玻璃样变主要是因为

    A. 细胞内酸中毒　　　B. 重吸收蛋白质过多　　C. 细胞凋亡

    D. 细胞内角蛋白的聚集　　E. 胞质不均匀浓缩

17. 淀粉样变是指间质内有

    A. 糖原蓄积　　　　　　　　　B. 黏多糖和蛋白质蓄积

    C. 蛋白质蓄积　　　　　　　　D. 黏多糖蓄积

    E. 蛋白质-黏多糖复合物蓄积

18. 确定淀粉样变可采用哪一种染色法

    A. 苏丹Ⅲ染色　　　　B. 普鲁蓝染色　　　　C. PAS 染色

    D. HE 染色　　　　　E. 刚果红染色

19. 下列哪种变性是发生于细胞内

    A. 脂肪变性　　　　　B. 细动脉玻璃样变　　　C. 淀粉样变

    D. 黏液样变　　　　　E. 以上都不是

20. 转移性钙化的发生与下列哪项有关

    A. 高血钙　　　　　　B. 低血钙　　　　　　C. 高血磷

    D. 低血磷　　　　　　E. 血钙、血磷都增高

21. 关于坏死,下列哪项是错误的

    A. 细胞核内染色质浓缩,嗜碱性染色增强

    B. 核膜破裂,凝集的染色质团块崩解成小碎块分散在胞浆中

    C. DNA 酶分解染色质,蛋白溶解酶分解染色质中剩余的蛋白质

    D. 细胞质颗粒状,嗜碱性增强

    E. 间质的基质解聚,胶原纤维崩解、液化

22. 光镜下判断细胞是否坏死,主要观察

    A. 染色质形态的改变　　B. 核仁形态的改变　　C. 细胞质形态的改变

    D. 细胞核形态的改变　　E. 细胞形态的改变

23. 细胞坏死时的特征性改变是

    A. 核溶解、胞质浓缩和胞膜破裂

    B. 核碎裂、核膜破裂和核质浓缩

    C. 核溶解、核质少和胞膜破裂

D. 核固缩、胞质固缩和细胞膜皱缩

    E. 核固缩、核碎裂和核溶解

24. 以下哪种组织或器官能发生凝固性坏死

    A. 肝　　　　　　　　　B. 胰　　　　　　　　　C. 脑

    D. 脊髓　　　　　　　　E. 脂肪组织

25. 凝固性坏死的组织学特点是

    A. 红染无结构物质　　　　　　　　B. 可见核碎片

    C. 尚保留细胞、组织轮廓残影　　　D. 间质胶原纤维崩裂

    E. 基质解聚

26. 干酪样坏死应属于

    A. 纤维素样坏死　　　　B. 凝固性坏死　　　　C. 坏疽

    D. 液化性坏死　　　　　E. 脂肪坏死

27. 以下干性坏疽的描述哪项不正确

    A. 常继发于肢体末端的坏死　　　　B. 呈黑褐色

    C. 病变处皮肤干枯　　　　　　　　D. 坏死组织与周围组织边界清楚

    E. 常伴有明显的全身中毒症状

28. 下列湿性坏疽的描述，不正确的是

    A. 常继发于肠、子宫及肺等内脏器官的坏死

    B. 坏死组织与周围组织边界不清

    C. 常有恶臭味

    D. 若发于肢体末端常有动脉、静脉的阻塞

    E. 全身中毒症状不明显

29. 下列哪种病变属于液化性坏死

    A. 脑梗死　　　　　　　B. 心肌梗死　　　　　C. 肝梗死

    D. 脾梗死　　　　　　　E. 肾梗死

30. 关于凋亡的叙述，下列哪项是错误的

    A. 与基因调节有关　　　　　　　　B. 是指单个细胞或小团细胞的死亡

    C. 可称为程序性细胞死亡　　　　　D. 可出现细胞质膜破裂及核碎裂

    E. 不引起急性炎症反应

31. 电镜下细胞凋亡的特征性改变是

    A. 细胞皱缩　　　　　　B. 胞浆致密　　　　　C. 染色质边集

    D. 核碎裂　　　　　　　E. 凋亡小体形成

32. 下列哪项属病理性再生

    A. 血细胞的更新

    B. 消化道黏膜上皮的更新

    C. 子宫内膜的周期性再生

    D. 皮肤损伤后由周围的被覆上皮增生修复

    E. 以上均不是

33. 下列哪项不是肉芽组织的成分

    A. 毛细胞血管　　　　　B. 纤维母细胞　　　　C. 单核细胞

　　D. 平滑肌细胞　　　　　　　　E. 嗜酸性粒细胞

34. 再生能力最强的细胞是
    A. 表皮细胞　　　　　　B. 肝细胞　　　　　　C. 心肌细胞
    D. 唾液腺细胞　　　　　E. 神经细胞

35. 再生能力最弱的细胞是
    A. 软骨细胞　　　　　　B. 肝细胞　　　　　　C. 皮脂腺细胞
    D. 心肌细胞　　　　　　E. 表皮细胞

36. 关于稳定细胞的叙述,下列不正确的是
    A. 在生理状态下增生现象不明显
    B. 受损伤后表现出较强的再生能力
    C. 肝细胞属于稳定细胞
    D. 生理状态下细胞处于 G_0 期
    E. 细胞受损后不能再生

37. 下列哪种细胞是稳定细胞
    A. 皮肤表皮细胞　　　　B. 移行上皮细胞　　　C. 淋巴及造血细胞
    D. 肝细胞　　　　　　　E. 胃、肠道黏膜上皮细胞

38. 关于永久性细胞,下列哪项正确
    A. 再生能力强
    B. 又称非分裂细胞,损伤后不能再生
    C. 损伤后能完全再生
    D. 受到组织损伤刺激时,表现出较强的再生能力
    E. 肝、胰、涎腺属于这类细胞

39. 下列损伤难以再生的是
    A. 骨折
    B. 腺上皮及基底膜均被破坏
    B. 网状支架完整的肝细胞坏死
    C. 子宫内膜周期性脱落
    E. 腺上皮受损但基底膜未被破坏

40. 软骨再生时起始于
    A. 软骨膜的增生　　　　B. 软骨母细胞　　　　C. 软骨细胞
    D. 软骨基质　　　　　　E. 软骨陷窝的形成

41. 关于血管内皮生长因子,下列哪项不正确
    A. 最初从肿瘤组织中分离提纯
    B. 对肿瘤血管的形成有促进作用
    C. 能促进创伤愈合及慢性炎症时血管增生
    D. 能直接促进纤维母细胞增生
    E. 仅血管内皮细胞上有其受体

42. 瘢痕修复见于
    A. 肝细胞点状坏死　　　B. 胃黏膜糜烂　　　　C. 表皮擦伤
    D. 心肌梗死　　　　　　E. 月经期子宫内膜

43. 下列哪项是肉芽组织的特征
    A. 新生毛细血管及纤维母细胞
    B. 巨噬细胞和纤维母细胞
    C. 组织细胞增生和淋巴细胞浸润
    D. 淋巴细胞和浆细胞浸润
    E. 新生的毛细血管及组织细胞增生

44. 关于肉芽组织,下列哪一项说法错误
    A. 肉眼观为红色、细颗粒状、状似肉芽
    B. 触之易出血
    C. 有痛感
    D. 为幼稚的纤维结缔组织
    E. 最终老化为瘢痕组织

45. 瘢痕组织与肉芽组织相比
    A. 成纤维细胞减少,毛细血管减少,炎细胞消失
    B. 成纤维细胞增多,毛细血管减少,炎细胞消失
    C. 成纤维细胞减少,毛细血管增多,炎细胞消失
    D. 成纤维细胞增多,毛细血管增多,炎细胞消失
    E. 成纤维细胞增多,毛细血管增多,炎细胞增多

46. 关于肉芽组织的结局,下列哪项叙述正确
    A. 填补缺损的过程
    B. 纤维化的过程
    C. 抗感染的过程
    D. 产生细胞外基质的过程
    E. 分泌大量生长因子,调控细胞增生的过程

47. 瘢痕组织特点的描述,下列哪项不正确
    A. 由大量胶原纤维束组成　　　　　B. 纤维束常发生玻璃样变
    C. 瘢痕组织内血管稀少　　　　　　D. 纤维细胞稀少
    E. 纤维细胞增多

48. 瘢痕疙瘩形成可能与下列哪一种因素有关
    A. 巨噬细胞　　　　　　B. 成纤维细胞　　　　　　C. 中性粒细胞
    D. 淋巴细胞　　　　　　E. 肥大细胞

49. 创伤愈合时伤口收缩主要是由于哪种细胞的牵拉作用所致
    A. 成纤维细胞　　　　　　B. 纤维细胞　　　　　　C. 肌成纤维细胞
    D. 胶原纤维　　　　　　E. 巨噬细胞

50. 手术切口一般5-7日拆线是因为
    A. 伤口内肉芽组织已长满　　　　　B. 伤口两侧出现胶原纤维连接
    C. 伤口内肌成纤维细胞大量形成　　D. 伤口内成纤维细胞增生达高峰
    E. 炎症基本消失

51. 下列哪项不符合一期愈合
    A. 伤口创缘整齐　　　　　　B. 无感染的伤口　　　　　　C. 出血少

    D. 炎症反应轻　　　　　　　E. 局部组织变性坏死

52. 下列哪项不符合二期愈合
    A. 创口无法整齐对合　　　B. 瘢痕大　　　　　C. 伤口有少量血凝块
    D. 损伤范围大,坏死物多　E. 创缘不整齐

53. 下列因素除哪项外,均为影响创伤愈合的局部因素
    A. 药物作用　　　　　　　B. 感染与异物　　　C. 局部血液循环
    D. 神经支配　　　　　　　E. 电离辐射

54. 创伤性神经瘤的形成下列哪一项正确
    A. 神经纤维细胞增生
    B. 神经纤维断裂变性
    C. 神经鞘细胞增生形成带状的合体细胞
    D. 再生轴突与增生的结缔组织混杂在一起卷曲成团
    E. 神经鞘细胞与增生的结缔组织混杂在一起卷曲成团

55. 关于干细胞的叙述,下列哪项是错误的
    A. 造血干细胞起源于胚胎时期的卵黄囊血岛
    B. 神经干细胞是具有多分化潜能的细胞群落
    C. 神经干细胞植入骨髓可分化出血细胞及骨骼肌细胞
    D. 骨髓间充质干细胞是从髓腔中分离出来的
    E. 已发现的成体干细胞还有表皮干细胞、肌肉干细胞等

二、名词解释

1. 变性　2. 坏死　3. 坏疽　4. 凋亡　5. 萎缩　6. 肥大　7. 增生　8. 化生　9. 玻璃样变　10. 病理性钙化　11. 脂肪变性　12. 机化　13. 包裹　14. 修复　15. 再生　16. 纤维性修复　17. 不稳定细胞　18. 稳定细胞　19. 永久性细胞　20. 肉芽组织　21. 创伤愈合

三、填空题

1. 细胞和组织的适应包括_____、_____、_____和_____。

2. 写出你所知道的变性种类:_____、_____、_____、_____、_____等。

3. 玻璃样变有_____、_____及_____三种。

4. 小儿麻痹症患者的下肢肌萎缩属_____萎缩;骨折长期固定后的患肢部分肌萎缩属_____萎缩;肾盂积水引起肾实质萎缩属_____萎缩。

5. 脂肪变性最为常见的器官是____,其发生的机制为_____增多,_____合成过多及_____减少。

6. 细胞坏死时,细胞核的表现为_____,_____和_____。

7. 你知道的坏死类型有_____,_____,_____和____,坏死的结局有_____,_____,_____,_____。

8. 凋亡又称为_____,其特征性改变是形成_____。

9. 修复的过程主要有两种形式:____和_____,前者又包括_____和_____两种。

10. 根据再生能力的强弱,可将人体的细胞分为三类,即:____细胞、____细胞和__细胞。

11. 肉芽组织的主要成分有_____和_____,常伴有多少不等的_____。

12. 毛细血管以_____方式再生,由毛细血管的_____细胞的分裂和增生形成。

13. 肉芽组织有以下重要作用:①_____;②_____;③_____

14. 创伤愈合的基本过程包括:_____、_____、_____以及_____。

15. 根据损伤程度及有无感染,皮肤创伤愈合可分为:_____和_____两种类型。

16. 影响创伤愈合的全身因素有____和____,局部因素有_____、_____、_____和_____。

四、问答题

1. 试举例说明几种常见的化生类型。

2. 叙述肝脂肪变的病变特点,发生机制及后果。

3. 血管壁玻璃样变发生于哪类血管? 其发生机制如何? 可造成什么后果?

4. 坏死的基本病理变化有哪些,其类型如何?

5. 请叙述坏死的结局。

6. 试述肉芽组织的病理形态特点。

7. 肉芽组织的作用及结局如何。

8. 一期愈合与二期愈合有何区别。

【参考答案】

一、单项选择题

1. E	2. A	3. A	4. C	5. D	6. A	7. C	8. C	9. D	10. B
11. B	12. D	13. A	14. B	15. E	16. B	17. E	18. E	19. A	20. E
21. D	22. D	23. E	24. A	25. C	26. B	27. E	28. E	29. D	30. D
31. E	32. D	33. D	34. A	35. D	36. E	37. D	38. B	39. B	40. A
41. D	42. D	43. A	44. D	45. A	46. B	47. E	48. E	49. C	50. B
51. E	52. C	53. A	54. D	55. C					

二、名词解释

1. 变性:细胞或细胞间质受损伤后,由于代谢障碍,而使细胞内或细胞间质内出现异常物质或正常物质异常蓄积的现象,常伴有功能低下。

2. 坏死:细胞发生不可逆性代谢、结构和功能障碍,引起细胞死亡。

3. 坏疽:组织坏死并继发腐败菌感染。

4. 凋亡:指活体内单个细胞或小团细胞的死亡,是由体内外某些因素触发细胞内预存的死亡程序而导致的细胞主动性死亡方式。

5. 萎缩:已发育正常的实质细胞、组织或器官的体积缩小,也可伴实质细胞数量的减少。

6. 肥大:由于功能增加,合成代谢旺盛,使细胞、组织或器官体积增大称为肥大。

7. 增生:组织或器官内实质细胞数量增多,常导致组织或器官增大。

8. 化生:一种分化成熟的细胞类型被另一种分化成熟的细胞类型所取代的过程。

9. 玻璃样变:细胞内或间质中出现 HE 染色为均质嗜伊红半透明状的蛋白质蓄积。

10. 病理性钙化:骨、牙之外的组织中有固态钙盐沉积称为病理性钙化。

11. 脂肪变性:中性脂肪(即甘油三酯)蓄积于非脂肪细胞的细胞质中称脂肪变性。

12. 机化:新生肉芽组织长入并取代坏死组织、血栓、脓肿、异物等的过程。

13. 包裹:坏死组织等太大,难以被肉芽组织完全长入或吸收,刚由周围增生的肉芽组织将其包围,这个过程称为包裹。

14. 修复:损伤造成机体部分细胞和组织丧失后,机体对所形成缺损进行修补恢复的过程。

15. 再生:组织和细胞丧失后形成的组织缺损,由损伤局部周围的同种细胞增生来修复的过程。

16. 纤维性修复:组织损伤形成的组织缺损由结缔组织来修复。

17. 不稳定细胞:此类细胞总在不断地增殖,以代替衰亡或破坏的细胞,如表皮细胞、呼吸和消化道的黏膜上皮细胞等。

18. 稳定细胞:这类细胞在生理情况下,细胞增殖现象不明显,细胞的增殖周期似乎处于静止期(G_0),但受到组织损伤的刺激时,则进入 DAN 合成前期(G_1),表现出较强的再生能力。

19. 永久性细胞:这类细胞出生后都不能分裂增生,一旦遭受破坏则成为永久性缺失。

20. 肉芽组织:由新生的毛细血管及成纤维细胞和各种炎细胞组成,肉眼呈鲜红色,颗粒状,柔软湿润,形似鲜嫩的肉芽,故称为肉芽组织。

21. 创伤愈合:指机体遭受外力作用,皮肤等组织出现离断或缺损后的愈复过程,为包括各种组织的再生和肉芽组织增生、瘢痕形成的复杂组合。

三、填空题

1. 萎缩 肥大 增生 化生
2. 细胞水肿 脂肪变 玻璃样变 淀粉样变 黏液样变
3. 细胞内玻璃样变 纤维结缔组织玻璃样变 细动脉壁玻璃样变
4. 去神经性萎缩 失用性萎缩 压迫性萎缩
5. 肝脏 肝细胞质内脂肪酸增多 甘油三酯 脂蛋白 载脂蛋白
6. 核固缩 核碎裂 核溶解
7. 凝固性坏死 液化性坏死 纤维素样坏死 坏疽 溶解吸收 分离排出 机化 包裹钙化
8. 程序性死亡 凋亡小体
9. 再生 纤维性修复 完全再生 不完全性再生
10. 不稳定细胞 稳定细胞 永久性细胞
11. 毛细胞血管 成纤维细胞 炎症细胞
12. 生芽 内皮
13. 抗感染保护创面 填补创口或其他组织缺损 机化或包裹坏死、血栓等异物
14. 伤口的早期变化 伤口收缩 肉芽组织增生和瘢痕形成 表皮及其他组织再生
15. 一期愈合 二期愈合
16. 年龄 营养 感染与异物 局部血液循环 神经支配 电离辐射

四、问答题

1. 答:化生是指一种分化成熟的细胞因受刺激因素的作用,而转化为另一种分化成熟的细胞的过程。它的生物学意义在于:化生细胞或组织在一定程度上强化了局部抵御环境因子刺激的能力,但同时也减弱了自身的自净机理,易引发其他疾病,特别是肿瘤性疾病的发生。如呼吸道黏膜的纤毛柱状上皮鳞状上皮化生时,化生的鳞状上皮强化了局部抵御环境因子的刺激能力,属一种适应性变化。但由于鳞状上皮无纤毛不能有效地排出空气中的

灰尘颗粒等异物,易导致局部感染和鳞状细胞癌的发生。

2. 答:(1)病理特点:肉眼观:肝脏体积增大,色淡黄,边缘钝,质软,切面呈油腻感。光镜下:肝细胞体积大,胞浆内出现大小不等的球形脂滴空泡,大者可将核挤压向一侧,肝窦扭曲、狭窄乃至闭塞。

(2)发生机制:肝细胞内脂肪酸增多;甘油三酯合成增多;脂蛋白、载脂蛋白减少。

(3)后果:显著弥漫性肝脂肪变性可形成脂肪肝,重度脂肪变的肝细胞可坏死,继发肝硬化。

3. 答:主要发生于肾、脑、脾和视网膜等处的细动脉。发生机制:血浆蛋白渗入细动脉管壁,使管壁增厚、管腔狭窄。后果:玻璃样变的细动脉壁弹性减弱、脆性增加,易继发扩张、破裂和出血,大脑细动脉破裂可导致病人死亡。

4. 答:(1)基本病变:①细胞核:表现为核固缩、核碎裂及核溶解;②胞浆嗜酸性增强,胞膜破裂,坏死细胞解体、消失;③间质崩解、液化,基质解聚,最后融合成片状模糊的无结构物质。

(2)类型:①凝固性坏死,如心肌梗死、肾梗死等,特殊类型有干酪样坏死。②液化性坏死,如脑梗死、脓肿等。③纤维素样坏死,见于风湿病、良性高血压等。④坏疽;坏疽分为:干性坏疽、湿性坏疽、气性坏疽。

5. 答:结局:①引起局部炎症反应;②溶解吸收;③分离排出;④机化与包裹;⑤钙化。

6. 答:肉眼特点:肉芽组织为鲜红色,颗粒状,柔软湿润,形似鲜嫩的肉芽。

镜下:肉芽组织镜下主要由以下成分组成:

①新生的毛细血管:为实性细胞索或扩张的毛细血管,向创面垂直生长,以小动脉为轴心。形成袢状弯曲毛细血管网,新生的内皮细胞核体积大,椭圆形,向腔内突出。②成纤维细胞:体积大,两端常有突起,突起可呈星状。胞浆略嗜碱性。③炎症细胞:巨噬细胞、中性白细胞、淋巴细胞等。④基质:由渗出液及细胞(成纤维细胞)产生的基质等组成。

7. 答:肉芽组织的作用:①抗感染保护创面;②填补创口及其他组织缺损;③机化或包裹坏死、血栓、炎性渗出物及其他异物。

肉芽组织的结局:肉芽组织按其生长的先后顺序,逐渐成熟。炎症细胞减少并逐渐消失;毛细胞血管数目减少,有的被改建为小动脉及小静脉;成纤维细胞产生胶原纤维增多并发生玻璃样变,自身数目逐渐减少,变成纤维细胞。最终肉芽组织成熟为纤维结缔组织,且逐渐转化为老化阶段的瘢痕组织。

8. 答:一期愈合见于组织抉损少、创缘整齐、无感染、创面对合严密的伤口。这类伤口愈合快、形成的瘢痕组织少。

二期愈合见于组织缺损较大、创缘不整齐、创面对合不严密和伴有感染的伤口。这类伤口只有坏死物质被清除和感染被控制后才能开始再生,愈合时间较长,愈合后可留有较多的瘢痕。

(杨庆春 刘 燕)

第三章 局部血液循环障碍

【学习精要】

第一节 充血和淤血

一、充 血

充血是器官或组织因动脉血输入量过多而发生的,是一主动过程。分生理性充血和病理性充血两类。病理性充血常见于:①炎症性充血;②减压后充血。大多数的动脉性充血是短暂的血管反应,原因消除后,通常对机体无不良影响。

二、淤 血

淤血是器官或局部组织因静脉血液回流受阻,血液淤积于小静脉和毛细血管内而发生的充血。淤血的原因有静脉受压、静脉腔阻塞、心力衰竭。淤血的后果取决于发生淤血的器官或组织的性质、淤血的程度和范围、淤血发生的速度和持续时间以及局部侧支循环建立的状况等因素。淤血对机体的影响有淤血性水肿、淤血性出血、淤血性硬化以及实质细胞发生萎缩、变性和坏死。

肺淤血常见于左心衰竭时,淤血时肺脏体积增大,重量增加,质地较实,暗红色,切面流出淡红色或暗红色泡沫状液体。肺泡壁毛细血管和小静脉扩张充血,肺泡壁增厚,部分肺泡腔内充满粉红色水肿液、红细胞、巨噬细胞及心衰细胞。

肝淤血常见于右心衰竭时,淤血时肝脏体积增大,重量增加,包膜紧张,质地较实,切面上出现红黄相间、状如槟榔样的条纹,故称为槟榔肝。肝小叶中央静脉和肝窦扩张淤血,周边肝细胞出现脂肪变性。

第二节 出 血

血液(主要为红细胞)自心腔或血管腔逸出的过程称为出血。按机制可分为破裂性出血和漏出性出血两种。破裂性出血是指心或血管破裂,血液通过心、血管的破裂口直接流出所引起的出血,一般出血量较大;漏出性出血是指毛细血管壁的通透性增加,血液(主要是红细胞)通过扩大的内皮细胞间隙和损伤的血管基底膜漏出血管外所引起的出血,一般出血量较小。

出血对机体的影响与出血的类型、出血量、出血速度及出血部位有很大关系。漏出性出血较缓慢,一般不会引起严重后果;而破裂性出血较为迅速,若在短时间内出血量达到全身血量的 20%～25% 时,可以发生失血性休克,严重甚至会导致死亡。

第三节　血栓形成

在活体的心血管内,血液发生凝固或血液中有形成分析出,形成固体质块的过程,称为血栓形成,所形成的固体质块称为血栓。

在生理状态下,血液中的凝血系统和抗凝血系统处于动态平衡,若在某些促凝血因素的作用下,这种平衡被破坏,便可引发血栓形成。

一、血栓形成的条件与机制

(一)心血管内皮细胞的损伤

内皮细胞损伤后,内皮下的胶原暴露,可通过以下机制促使凝血:①激活血小板和凝血因子Ⅻ,启动内源性凝血过程;②促使血小板易于黏集于损伤的内膜表面,促发血小板释放 ADP,ADP 又可促使更多的血小板互相黏集;③损伤的内皮细胞释放组织因子,激活凝血因子Ⅶ,启动外源性凝血系统。

导致心血管内膜损伤的因素有:机械性冲击力、生物因素如细菌及其毒素、免疫复合物等均可损伤心血管内膜导致血栓形成。临床上出现的血栓多见于风湿性或感染性心内膜炎时的心瓣膜上、心肌梗死区的心内膜面、严重动脉粥样硬化斑块溃疡处、创伤性或炎症性的动、静脉损伤部位。

(二)血流状态的改变

血流状态改变主要指血流缓慢和血流产生涡流两个方面。

当血流缓慢或形成涡流时,增加了血小板与血管壁的接触机会,被激活的凝血因子和凝血酶在局部的浓度增高,有利于血栓形成;同时血流缓慢导致缺氧,内皮细胞变性、坏死脱落,使得内皮下的胶原暴露,从而触发了内源性和外源性凝血系统。

(三)血液凝固性增高

血液凝固性增高是指血液中血小板或凝血因子增多,纤溶系统活性降低,血液处于高凝状态。这种高凝状态可分为遗传性(原发性)和获得性(继发性)两种。

二、血栓类型

(一)形成过程

以静脉内延续性血栓形成为例,血栓形成的过程分为两步:①血小板黏集堆形成;②血小板血栓形成。由血小板黏集堆形成的血小板血栓是各类血栓形成的第一步。

(二)类型

1. 白色血栓　呈灰白色,表面粗糙,质实,不易脱落。血栓主要由血小板及少量纤维蛋白构成。

2. 混合血栓　表面粗糙干燥,与血管壁粘连。血栓主要由淡红色无结构的呈珊瑚状或不规则分支状的血小板小梁、小梁间的纤维蛋白网及网眼中的大量红细胞所构成。

3. 红色血栓　呈红色,干燥、质脆易碎、无弹性,容易脱落形成栓塞。

4. 透明血栓　主要由纤维蛋白构成,最常见于弥散性血管内凝血。

三、血栓的结局

1. 软化、溶解、吸收。
2. 机化、再通。
3. 钙化。

四、血栓对机体的影响

血栓形成对机体有利的一面主要为对破裂的血管起阻塞裂口和阻止出血的作用,如胃、十二指肠溃疡底部和肺结核性空洞壁的血管形成血栓,可避免大出血的可能性。多数情况下,血栓对机体会造成不同程度的不利影响。主要表现为:①阻塞血管:动脉血栓可引起局部器官或组织缺血,实质细胞萎缩,严重的可使局部器官或组织缺血性坏死(梗死)。静脉血栓可引起局部淤血、水肿、出血甚至坏死。②栓塞:动脉血栓脱落成为栓子阻塞相应大小的血管及其分支,引起栓塞。深部静脉血栓脱落易引起肺动脉栓塞导致严重后果。③心瓣膜病:风湿性心内膜炎和感染性心内膜炎时,心瓣膜血栓机化,可引起瓣膜纤维化、增厚变硬等改变造成瓣膜口狭窄或/和瓣膜关闭不全。④广泛性出血:感染、酸中毒、缺氧、严重创伤、大面积烧伤、恶性肿瘤等原因,导致微血管内广泛性透明血栓形成,引起弥漫性血管内凝血,可引起病人全身广泛性出血和休克,甚至死亡。

第四节 栓 塞

栓子阻塞血管管腔的现象称为栓塞,其中血栓栓塞最多见,其次是脂肪、空气和羊水等栓塞。

一、栓子运行的途径

一般来说,栓子的运行途径与血流方向一致,来自左心和体循环动脉系统的栓子,栓塞在脑、脾、肾及四肢等脏器动脉分支内,来自右心和体循环静脉系统的栓子,常引起肺栓塞。

二、栓塞的类型及其对机体的影响

栓子的种类不同,可引起不同类型的栓塞。栓塞对机体的影响,因栓子的种类、大小、栓塞的部位及侧支循环建立的情况不同而有所差别。

(一)血栓栓塞
由脱落的血栓引起的栓塞称为血栓栓塞,最常见,占所有栓塞的99%以上。
1. 肺动脉栓塞　95%以上的血栓栓子来自下肢深部静脉,特别是腘静脉、股静脉和髂静脉。肺动脉栓塞的后果与栓子的大小、数量、有无肺淤血等有关。
2. 体循环动脉栓塞　栓子大多数来自左心,以脑、脾、肾和下肢等较为常见,其后果取决于栓塞的部位、侧支循环是否及时建立以及组织对缺氧的耐受性。

(二)脂肪栓塞
循环血流中出现脂肪滴阻塞小血管,称为脂肪栓塞。常见于长骨粉碎性骨折、脂肪组织严重挫伤时,脂肪细胞破裂释出大量脂滴,脂滴通过破裂的静脉进入血流,引起脂肪栓塞。

如脂肪肝时,由于上腹部猛烈挤压、撞击,使肝细胞破裂释出脂滴进入血流。脂肪栓塞的后果取决于脂滴的大小和数量的多少。

（三）气体栓塞

空气迅速进入血液或原溶解于血液内的气体迅速游离出来,阻塞血管,称为气体栓塞,其后果取决于进入气体的量和速度。少量气体入血可被溶解而不引起严重后果;若大量气体(>100ml)迅速进入血液,可造成严重的循环障碍而导致猝死。气体栓塞常见于空气栓塞和氮气栓塞。

（四）羊水栓塞

羊水栓塞是指羊水进入母体的血液循环而引起的栓塞,是分娩过程中一种罕见的严重并发症,也是引起产妇死亡的原因之一。羊水栓塞常在病人分娩过程中或产后突然发生呼吸困难、发绀、心率加快、迅速进入休克、昏迷状态,大多数病人于数分钟内死亡。

（五）其他栓塞

如恶性肿瘤细胞侵蚀血管形成的瘤栓;血吸虫及其虫卵栓塞肝内门静脉小分支;细菌菌团进入血流引起的栓塞等。

第五节　梗　　死

梗死是由于血流阻断而导致器官或局部组织的缺血性坏死。

一、梗死形成的原因和条件

梗死最常见的原因是血栓形成,其次是动脉栓塞、血管受压闭塞、动脉痉挛。血管阻塞后是否发生梗死,还与供血血管的类型、局部组织对缺血缺氧的耐受性有关。

二、梗死的类型及病变

（一）梗死的形态特征

梗死灶的形状取决于该器官的血管分布方式,大多数呈锥形,其底部为器官的表面,尖端位于血管阻塞处;心肌梗死灶呈地图状或不规则形;肠梗死灶呈节段形。梗死灶的质地取决于坏死的类型。梗死灶的颜色取决于梗死灶内的含血量,含血量少时,颜色灰白;含血量多时,颜色暗红。

（二）梗死类型

1. 贫血性梗死　发生于组织结构较致密且侧支循环不丰富的实质器官,如心、肾、脾、脑组织。

2. 出血性梗死　主要见于组织结构疏松、有双重血液供应或血管吻合支丰富的器官,如肺和肠,但要有严重淤血存在为前提条件。

三、梗死对机体的影响

梗死对机体的影响取决于发生梗死的器官、梗死灶的大小和部位,以及是否合并细菌感染等因素。若发生在心、脑等重要器官可导致严重后果;若发生在肾、脾,则对机体影响不大,仅引起局部症状。

【测试题】

一、单项选择题

1. 贫血性梗死主要发生于
   A. 心、肝、肾　　　　　　B. 心、肾、脾　　　　　　C. 心、肺、脾
   D. 大脑、肺、肾　　　　　E. 小肠、肝、心
2. 异常物体沿血流运行阻塞相应血管的过程叫
   A. 梗塞　　　　　　　　　B. 梗死　　　　　　　　　C. 栓塞
   D. 栓子　　　　　　　　　E. 血栓形成
3. 纤维素性血栓主要发生在
   A. 下肢深静脉　　　　　　B. 左心耳　　　　　　　　C. 微循环
   D. 心室壁瘤内　　　　　　E. 门静脉
4. 来自下肢深部静脉的血栓栓子最常引起栓塞的器官是
   A. 脑　　　　　　　　　　B. 肺　　　　　　　　　　C. 肝
   D. 心　　　　　　　　　　E. 肾
5. 减压病引起的栓塞为
   A. 气体栓塞　　　　　　　B. 血栓栓塞　　　　　　　C. 羊水栓塞
   D. 脂肪栓塞　　　　　　　E. 异物栓塞
6. 有关血栓的论述,错误的是
   A. 静脉血栓多于动脉血栓　　　　　　B. 下肢血栓多于上肢
   C. 动脉瘤内血栓多为混合血栓　　　　D. 静脉内血栓尾部多为红色血栓
   E. 毛细血管内血栓多为白色血栓
7. 淤血不会引起
   A. 水肿　　　　　　　　　B. 血栓形成　　　　　　　C. 变性、坏死
   D. 纤维组织增生　　　　　E. 实质细胞增生
8. 血栓头部一般属于
   A. 白色血栓　　　　　　　B. 红色血栓　　　　　　　C. 透明血栓
   D. 混合血栓　　　　　　　E. 延续性血栓
9. 股骨骨折后因处理不当,大量脂肪滴进入血液,该脂肪栓子常栓塞于
   A. 肺静脉及其分支　　　　B. 左心房　　　　　　　　C. 左心室
   D. 主动脉分支　　　　　　E. 肺动脉及其分支
10. 血栓形成的条件不正确的是
    A. 血管内皮损伤　　　　　B. 新生血小板增多　　　　C. 涡流形成
    D. 组织因子释放　　　　　E. 纤维蛋白溶酶增加
11. 左心衰竭首先引起的病变是
    A. 槟榔肝　　　　　　　　B. "海蛇头"样形态　　　　C. 脾淤血、肿大
    D. 脑淤血、水肿　　　　　E. 肺淤血、水肿
12. 男性,39岁,间断上腹部疼痛半年伴反酸,剑突下烧灼感,夜间及空腹时明显,进食后可缓解,突发恶心呕吐12小时,呕吐物为咖啡渣样物,伴黑便、查体:轻度贫血,上腹部轻压痛,余(-)腹部平片未见异常,考虑最可能的诊断是

A. 消化性溃疡出血　　　　　　　　B. 胃癌出血

    C. 食管静脉曲张破裂出血　　　　　D. 胆道出血

    E. 应激性溃疡出血

13. 肝淤血病变特征肉眼观哪项不是

    A. 肝体积增大　　　　　B. 重量减轻　　　　　C. 包膜紧张

    D. 状似槟榔　　　　　　E. 以上都不是

14. 下列哪项是内出血

    A. 胃出血　　　　　　　B. 鼻出血　　　　　　C. 脾破裂出血

    D. 子宫出血　　　　　　E. 咯血

15. 下列哪项属生理性充血

    A. 肺淤血　　　　　　　B. 减压后充血　　　　C. 炎性充血

    D. 侧枝性充血　　　　　E. 饭后胃肠黏膜充血

二、名词解释

1. 槟榔肝　2. 心衰细胞　3. 血栓形成　4. 贫血性梗死　5. 淤血　6. 梗死　7. 栓塞
8. 出血性梗死　9. 透明血栓

三、填空题

1. 血栓形成的条件有 ＿＿＿＿＿＿、＿＿＿＿＿＿、＿＿＿＿＿＿。

2. 淤血可造成的后果有 ＿＿＿＿＿＿、＿＿＿＿＿＿、＿＿＿＿＿＿、＿＿＿＿＿＿、＿＿＿＿＿＿。

3. 血栓可有 ＿＿＿＿＿＿、＿＿＿＿＿＿、＿＿＿＿＿＿和＿＿＿＿＿＿四种类型。

4. 出血性梗死的条件 ＿＿＿＿＿＿、＿＿＿＿＿＿。

5. 出血可分为 ＿＿＿＿＿＿和＿＿＿＿＿＿两类。

6. 栓塞类型有 ＿＿＿＿＿＿、＿＿＿＿＿＿、＿＿＿＿＿＿、＿＿＿＿＿＿等。

7. 长骨骨折的病人可能发生＿＿＿＿＿＿栓塞。

四、问答题

1. 简述淤血的原因、病变及其结局。

2. 简述血栓形成的条件及其对机体的影响

3. 简述栓塞的类型及其产生的后果。

4. 描述梗死的病理变化。

5. 请列出栓子的种类及栓子的运行途径。

6. 简述血栓形成、栓塞、梗死三者相互关系。

【参考答案】

一、单项选择题

1. B　　2. C　　3. C　　4. B　　5. A　　6. E　　7. E　　8. A　　9. E　　10. E

11. E　　12. A　　13. B　　14. C　　15. E

二、名词解释

1. 槟榔肝:慢性肝淤血时,肝小叶中央静脉及附近的肝窦高度扩张淤血呈暗红色,肝小叶周边的肝细胞发生脂肪变性呈黄色,使肝切面呈红黄相间的花纹状似槟榔故称为槟榔肝。

2. 心衰细胞:在慢性左心衰竭时,肺泡壁毛细血管通透性增加,红细胞漏出到肺泡腔,被巨噬细胞吞噬后,红细胞内的血红蛋白被降解为含铁血黄素,这种含有铁血黄素的巨噬细胞称为心衰细胞。

3. 血栓形成:在活体的心脏和血管腔内,血液中的有形成分凝固,形成固体质块的过程,称为血栓形成。

4. 贫血性梗死:发生在组织结构比较致密,侧枝循环不丰富的器官,当其动脉分支阻塞时,组织缺血缺氧发生坏死,坏死组织因血量少呈灰白色贫血状,故称贫血性梗死。

5. 淤血:器官或组织由于静脉回流,血液淤积在毛细血管和小静脉内而发生的充血,称为静脉性充血,简称淤血。

6. 梗死:机体器官或局部组织由于动脉血流阻断,而侧枝循环又不能及时形成而发生的缺血性坏死,称为梗死。

7. 栓塞:在循环血液中出现不溶于血液的异常物质,随血流运行阻塞血管的现象称为栓塞。

8. 出血性梗死:多发生在组织结构疏松有双重血供的器官,由于静脉淤血,动脉阻塞使坏死灶有明显的出血而呈暗红色,故成为出血性梗死。

9. 透明血栓:见于 DIC,血栓发生于全身微循环小血管内,主要由纤维蛋白构成,体积小,只能在显微镜下见到,故又称微血栓。

三、填空题

1. 心血管内皮细胞的损伤　血流状态的改变　血液凝固性增高
2. 淤血性水肿　淤血性出血　淤血性硬化　实质细胞发生萎缩　变性和坏死
3. 白色血栓　混合血栓　红色血栓　透明血栓
4. 组织结构疏松　有双重血液供应或血管吻合支丰富的器官有严重淤血存在
5. 漏出性出血　破裂性出血
6. 血栓栓塞　羊水栓塞　气体栓塞　脂肪栓塞
7. 脂肪栓塞

四、问答题

1. 答:(1)淤血的原因:①静脉受压;②静脉阻塞;③心力衰竭。(2)病变:1)肉眼:①淤血组织、器官体积增大;②呈暗红色③皮肤出血时发绀,温度下降;2)镜下:①毛细血管、小静脉扩张,充血;②有时伴水肿;③实质细胞变性。(3)结局:①淤血时间短可以恢复正常;②淤血时间长则组织器官缺氧、代谢产物堆积致淤血性水肿、体积增大、淤血性硬化。

2. 答:(1)形成条件:①心血管内膜的损伤;②血流状态的改变;③血液凝固性增高。(2)对机体的影响:1)有利的一面:①防止出血;②防止病原微生物扩散。2)不利的一面:①血栓阻塞血管可引起组织的缺血、发生坏死;②血栓脱落形成栓子引起广泛出血等严重后果。

3. 答:(1)栓塞的类型:①血栓栓塞;②气体栓塞;③脂肪栓塞;④其他,如寄生虫及其虫卵栓塞,肿瘤细胞栓塞等。(2)后果:①肺动脉栓塞,可致肺出血性梗死,甚至急性呼吸衰竭、心力衰竭而死亡;②脑动脉栓塞,可致脑梗死,呼吸中枢核心血管中枢的梗死可引起患者死亡;③肾动脉栓塞,可引起肾脏梗死;④脾动脉栓塞,可引起脾脏梗死;⑤肠系膜动脉栓塞,可致肠梗死,湿性坏疽形成;⑥肝动脉栓塞,可引起肝梗死等。

4. 答:(1)贫血性梗死:1)肉眼:①外观呈锥体形,灰白色;②切面呈扇形;③边界清楚;④尖部朝向器官中心,底部靠近器官表面;⑤梗死周边可见充血、出血带。2)镜下:①梗死区为凝固性坏死(脑为液化性坏死);②梗死边缘有多少不等的中性粒细胞浸润;③梗死边缘有充血和出血等。(2)出血性梗死:1)肉眼:①梗死区呈暗红色或紫褐色;②有出血;③失去光泽,质地脆弱;④边界较清;⑤肺的出血性梗死的底部靠近肺膜、尖部指向肺门的锥形病灶。2)镜下:①梗死区为凝固性坏死;②梗死区及边缘有明显的充血和出血;③梗死边缘有多少不等的中性粒细胞浸润等。

5. 答:(1)种类:①血栓;②脂肪;③气体:空气、氮气;④羊水;⑤肿瘤细胞;⑥寄生虫及寄生虫卵;⑦细菌等。

(2)运行途径:1)顺血流方向:①体静脉→右心房→右心室→肺动脉及其分支;②左心房→左心室→动脉系统至大动脉的分支,最终栓塞于口径与其相当的分支。2)逆血流方向(由于胸、腹腔内压骤然剧增所致):①下腔静脉→下腔静脉所属的分支;②左心→房间隔缺损或室间隔缺损→右心等。

6. 答:(1)概念:1)血栓形成:①活体的心脏或血管腔内;②血液成分凝固;③形成固体质块的过程。2)栓塞:①循环血液中;②异常物质随血液流动;③阻塞血管腔的过程。3)梗死:①动脉阻塞;②侧支循环不能代偿;③局部组织缺血性坏死。(2)三者相互关系:血栓形成→血栓→栓塞→梗死(无足够侧支循环时发生)。

(傅　珏)

第四章 炎 症

【学习精要】

第一节 炎症的概念和原因

一、炎 症

具有血管系统的活体组织对损伤因子所发生的防御反应为炎症。血管反应是炎症过程的中心环节。

二、炎症的原因

1. 物理性因子 高热、低温、放射线及紫外线等。
2. 化学性因子 强酸、强碱等腐蚀性物质及松节油、芥子气、坏死组织的分解产物及体内的代谢产物等。
3. 机械性因子 如切割、撞击、挤压等。
4. 生物性因子 细菌、病毒、立克次体、支原体、真菌、螺旋体和寄生虫等为炎症最常见的原因。
5. 免疫反应 各型变态反应均能造成组织和细胞损伤而导致炎症。Ⅰ型变态反应如过敏性鼻炎、荨麻疹;Ⅱ型变态反应如抗基底膜性肾小球肾炎;Ⅲ型变态反如免疫复合物性肾小球肾炎;Ⅳ型变态反应如结核、伤寒等;此外,还有某些自身免疫性疾病如慢性淋巴细胞性甲状腺炎、溃疡性结肠炎等。

第二节 炎症的基本病理变化

一、变 质

炎症局部组织发生的变性和坏死称为变质。实质细胞常出现的变质包括细胞水肿、脂肪变性、凝固性或液化性坏死等。间质结缔组织的变质可表现为黏液变性,纤维素样变性或坏死等。

二、渗 出

炎症局部组织血管内的液体成分、蛋白质和各种炎细胞通过血管壁进入组织间隙、体腔、体表或黏膜表面的过程称为渗出,渗出的成分可消灭病原体,稀释并中和毒素,为炎症修复创造良好的条件。以血管反应为中心的渗出性病变是炎症的重要标志。

(一)血流动力学改变

炎症的血流动力学改变主要有:①细动脉短暂收缩;②血管扩张和血流加速;③血流速度减慢。

(二)血管通透性升高

毛细血管壁通透性升高是导致炎症局部液体和蛋白质渗出的最重要原因。炎症时毛细血管通透性升高主要与毛细血管内皮细胞的如下改变有关:①内皮细胞收缩;②内皮细胞穿胞作用增强;③内皮细胞损伤;④新生毛细血管的高通透性。

(三)白细胞反应

炎症过程中,渗出的白细胞参与了一系列复杂的连续过程,也称为炎性胞。炎细胞聚集在炎症区域组织间隙的现象,称为炎细胞浸润。白细胞通过边集、滚动、黏附、游出、趋化及激活等过程,吞噬、消灭病原体,降解坏死组织和异己抗原;同时通过释放化学介质、自由基和酶,介导组织损伤。白细胞的渗出构成炎症反应的主要防御环节,是炎症反应最重要的特征。

(四)炎症介质

许多化学物质参与炎症的血管反应和白细胞渗出,这些参与并介导炎症反应的化学因子称为炎症介质。根据来源可分为细胞源性和血浆源性两大类。前者主要是血管活性胺、白细胞产物、花生四烯酸代谢产物、细胞因子、一氧化氮(NO)等。后者包括缓激肽、补体、纤维蛋白多肽、纤维蛋白降解产物(FDP)等。炎症介质具有扩张血管、使血管壁通透性增高及炎细胞的趋化作用,有的炎症介质还可引起发热、疼痛和组织坏死等。

三、增 生

在致炎因子、组织崩解产物或某些理化因子刺激下,炎症局部的巨噬细胞、内皮细胞和成纤维细胞可增生,局部的上皮细胞或实质细胞也可增生。在炎症后期或慢性炎症时常表现为增生。增生是机体在炎症过程中的一种防御反应,具有限制炎症扩散和修复损伤组织的功能。增生过度又可以对原有组织造成破坏,影响器官的功能,如肝硬化。

第三节 炎症的局部表现和全身反应

一、炎症的局部表现

(一)局部表现

1. 红 炎症初期由于动脉性充血,局部呈鲜红色,以后因静脉性充血而变为暗红色。

2. 肿 炎症组织水肿、渗出、增生所致。

3. 热 体表的炎症,由于动脉性充血、局部代谢增强、产热增多,使局部温度增高。

4. 痛 炎症局部分解代谢增强,炎症介质等的作用,刺激神经末梢;局部组织肿胀,张力增高,压迫神经末梢。

5. 功能障碍 实质细胞变性坏死,代谢功能异常,炎性渗出物所造成的压迫或机械性阻塞,都可引起器官功能障碍,疼痛也可以影响肢体活动功能。

（二）全身反应

1. 发热　多见于病原微生物引起的炎症。是内源性致热原和外源性致热原共同作用的结果,使体温中枢的调定点上移,温度升高。

2. 白细胞增多　炎症时,细胞成分、白细胞崩解产物等可促进骨髓干细胞增殖,释放白细胞入血;急性化脓性炎症血中以中性粒细胞增多为主,慢性炎症和病毒感染以淋巴细胞增多为主,寄生虫病和变态反应性炎症以嗜酸性粒细胞增多为主。

3. 单核巨噬细胞系统细胞增生　主要表现为肝、脾、骨髓、淋巴结中的巨噬细胞增生,吞噬能力增强,T淋巴细胞,B淋巴组织增生,同时释放淋巴因子和分泌功能增强,这一过程是机体防御反应的表现。

4. 实质器官的病变　重症炎症时,全身主要器官如心、肝、肾、脑等器官的实质细胞可发生不同程度的变性、坏死和功能障碍,出现相应的临床症状。

第四节　炎症的类型

一、按临床表现分类

1. 急性炎症。
2. 慢性炎症。

二、按病理变化分类

（一）变质性炎

以组织细胞的变性、坏死为主要病变的炎症。

（二）渗出性炎

以渗出为主要病变的炎症。

1. 浆液性炎症　渗出的主要成分为浆液,其中混有少量白细胞和纤维素。浆液性炎常发生于疏松结缔组织、浆膜和黏膜等处。

2. 纤维素性炎症　以纤维蛋白原渗出并在炎症灶内形成纤维素为主。病变常发生于黏膜、浆膜和肺。

3. 化脓性炎症　以中性粒细胞大量渗出,并伴有不同程度的组织坏死和脓液形成为特征。

（1）表面化脓和积脓:表面化脓是指浆膜或黏膜组织的化脓性炎。当这种病变发生在浆膜或胆囊、输卵管的黏膜时,脓液则在浆膜腔或胆囊、输卵管腔内蓄积,称为积脓。

（2）蜂窝织炎:疏松组织中弥慢性化脓称为蜂窝织炎,常见于皮肤、肌肉和阑尾。

（3）脓肿:为局限性化脓性炎症,组织发生坏死溶解,形成充满脓液的腔,称为脓肿。可发生在皮下或内脏。疖是毛囊、皮脂腺及其附近组织所发生的脓肿。痈是多个疖的融集,在皮下脂肪、筋膜组织中形成的许多互相沟通的脓肿。在皮肤或黏膜的化脓性炎时,由于皮肤或黏膜坏死、崩解脱落,可形成局部缺陷,即溃疡。深部脓肿如向体表或自然管道穿破,可形成窦道或瘘管。窦道是指只有一个开口的病理性盲管,瘘管是指连接于体外与有腔器官之间或两个有腔器官之间的、有两个以上开口的病理性管道。

4. 出血性炎症　不是一种独立的炎症类型,只是当炎症灶内的血管壁损伤较重时,渗出物中才有大量红细胞,形成出血性炎症。

(三)增生性炎

病变主要表现为纤维母细胞、血管内皮细胞和组织细胞增生为主的炎症称增生性炎。常伴有淋巴细胞、浆细胞和巨噬细胞等慢性炎细胞浸润。主要见于慢性炎症,也有少数急性炎症是以细胞增生性改变为主。

1. 一般慢性炎症 主要表现为成纤维细胞、血管内皮细胞和组织细胞增生,伴有淋巴细胞、浆细胞和巨噬细胞等慢性炎细胞浸润,同时局部的被覆上皮、腺上皮和实质细胞也可增生。

炎性息肉是在致炎因子长期作用下,局部黏膜上皮和腺体及肉芽组织增生而形成的突出于黏膜表面的增生性疾病。常见于鼻黏膜和宫颈。

2. 肉芽肿性炎 炎症局部以巨噬细胞及其衍生细胞增生形成境界清楚的结节状病灶,称为肉芽肿性炎。常见的肉芽肿有:①感染性肉芽肿:常由细菌(结核杆菌、麻风杆菌等)、螺旋体(梅毒螺旋体)、真菌(组织胞浆菌)和寄生虫(血吸虫)等引起;②异物性肉芽肿:手术缝线、石棉、滑石粉、隆乳术的填充物等可形成异物肉芽肿。。

第五节　炎症的结局

炎症的结局有痊愈、迁延不愈或转为慢性、蔓延扩散三种。蔓延扩散的途径有局部蔓延、淋巴道扩散及血道扩散。血道扩散时,常引起菌血症、毒血症、败血症和脓毒性败血症等。

细菌由局部病灶入血,但并无全身中毒症状,从血液中可查到细菌,称为菌血症。细菌的毒素或毒性产物被吸收入血称为毒血症。临床上出现高热、寒战等中毒症状,同时伴有心、肝、肾等实质细胞的变性或坏死。毒力强的细菌进入血液并大量繁殖,并产生毒素,引起全身中毒症状和病理变化,称为败血症。病人除有严重的毒血症临床表现外,还常出现皮肤、黏膜的多发性出血斑点和脾及全身淋巴结肿大等,血液中常可培养出致病菌。化脓性细菌引起的败血症可进一步发展为脓毒败血症。此时除有败血症的表现外,同时还在一些器官(如肺、肾、肝等)形成多个脓肿。

【测试题】

一、单项选择题

1. 急性炎症的重要形态学标志是

　A. 炎区内有巨噬细胞聚集　　　　　B. 炎区内有中性粒细胞浸润

　C. 炎区内有纤维母细胞增生　　　　D. 炎区内有静脉扩张、充血

　E. 炎区内有水肿液

2. 细菌性痢疾属于哪种炎症

　A. 卡他性炎　　　　　B. 纤维素性炎　　　　　C. 蜂窝织炎

　D. 出血性炎　　　　　E. 浆液性炎

3. 过敏性炎症中,以哪种炎症细胞渗出为主

　A. 中性粒细胞　　　　B. 淋巴细胞　　　　　C. 嗜酸性粒细胞

　D. 单核细胞　　　　　E. 浆细胞

4. 下列哪项不属于纤维素性炎
  A. 白喉   B. 菌痢   C. 绒毛心
  D. 肺肉质变   E. 蜂窝织炎

5. 病毒感染引起的病灶中,以哪种炎症细胞渗出为主
  A. 中性粒细胞   B. 嗜酸性粒细胞   C. 淋巴细胞
  D. 单核细胞   E. 浆细胞

6. 肉芽肿性炎时,下述哪种细胞是主要成分
  A. 中性粒细胞   B. 嗜酸性粒细胞
  C. 巨噬细胞及其衍生细胞   D. 淋巴细胞
  E. 浆细胞

7. 下列哪一种疾病是以变质为主的炎症
  A. 大叶性肺炎   B. 流行性脑脊髓膜炎 C. 肾小球肾炎
  D. 结核性胸膜炎   E. 病毒性肝炎

8. 化脓性炎症以下列哪一特征为主
  A. 血清渗出
  B. 血浆蛋白渗出
  C. 中性粒细胞渗出
  D. 纤维蛋白渗出
  E. 血清渗出、血浆蛋白渗出及纤维蛋白渗出

9. 炎症的基本病理变化不包括下列哪一项
  A. 实质细胞的变性和坏死   B. 渗出
  C. 实质细胞和间质细胞的增殖 D. 化生
  E. 纤维素渗出

10. 炎症时引起局部疼痛的主要因素是
  A. 细胞坏死的结果   B. 细胞变性的结果 C. 静脉阻塞
  D. 炎症渗出使局部肿胀 E. 动脉充血

11. 炎症局部的基本病变是
  A. 变质,渗出,增生   B. 变性,坏死,增生
  C. 血管变化及渗出物形成   D. 局部物质代谢紊乱
  E. 炎症介质的释放

12. 下列哪项最符合炎症的定义
  A. 是机体血管系统对致炎因子的反应
  B. 是致炎因子诱发的机体的血管反应
  C. 是具有血管系统的活体组织发生的防御反应
  D. 是具有血管系统的活体组织的损伤反应
  E. 是具有血管系统的活体组织对损伤因子的防御反应

13. 炎症发生时的血流动力学改变首先出现在
  A. 细静脉   B. 细动脉   C. 毛细血管
  D. 小动脉   E. 小静脉

14. 炎症反应最重要的特征是

A. 血管扩张   B. 血浆渗出

C. 纤维蛋白(纤维素)渗出   D. 白细胞游出

E. 红细胞漏出

15. 既能直接使血管壁通透性升高,又对白细胞有趋化作用的炎症介质是

A. 白细胞三烯   B. 前列腺素   C. 缓激肽

D. 阳离子蛋白   E. 细胞因子

16. 关于纤维蛋白性炎的叙述,下列哪项是正确的

A. 合并少量中性粒细胞浸润时应称为化脓性纤维蛋白性炎

B. 当出现机化后便引起纤维蛋白粘连

C. 其好发部位为黏膜,浆膜和肺

D. 伪膜的成分包括纤维蛋白、白细胞、间皮细胞和细菌

E. 喉部伪膜常与其下方的黏膜疏松粘连,易剥脱

17. 伪膜性炎指的是

A. 黏膜的纤维蛋白炎   B. 浆膜的纤维蛋白性炎

C. 皮肤的纤维蛋白性炎   D. 黏膜的浆液性炎

E. 浆膜的浆液性炎

18. 下列哪部位形成的伪膜性炎对人的危险性最大

A. 咽喉   B. 气管   C. 结肠

D. 直肠   E. 回肠部

19. 下列肠道疾病中哪种属于伪膜性炎

A. 肠伤寒   B. 肠结核   C. 急性细菌性痢疾

D. 中毒型细菌性痢疾   E. 阿米巴痢疾

20. 下列肺部炎症中哪种属于纤维蛋白性炎

A. 肺结核   B. 病毒性肺炎   C. 大叶性肺炎

D. 小叶性肺炎   E. 支原体肺炎

21. 关于化脓性炎的叙述,下列哪项是正确的

A. 表面化脓是指发生在浆膜、黏膜的化脓性炎

B. 黏膜和浆膜的化脓性炎又可称为脓性卡他

C. 痈不是多个疖的融合

D. 蜂窝织炎是指局限性化脓性炎

E. 当脓液在组织间隙或体腔、自然管腔中积聚时称为积脓

22. 关于蜂窝织炎的描述下列哪项是正确的

A. 常由金黄色葡萄球菌感染引起

B. 常见部位是内脏器官、肌肉和阑尾

C. 与细菌分泌的链激酶和透明质酸酶有关

D. 细菌不容易经组织间隙、淋巴管和血道蔓延扩散

E. 常有明显的组织坏死

23. 下列哪项最能反映脓肿的本质

A. 是局限性化脓性炎,局部有组织坏死液化和脓腔形成

B. 发病部位为皮下和肌肉

C. 致病菌为金黄色葡萄球菌

D. 愈合后局部常有瘢痕形成

E. 弥漫性化脓性炎,有组织坏死液化

24. 嗜酸性粒细胞的主要功能是

 A. 吞噬抗原抗体复合物及降解组胺

 B. 吞噬细菌、细胞碎片

 C. 释放内源性致热原

 D. 产生抗体

 E. 产生补体

25. 炎症过程中 C3a 和 C5a 被称为过敏毒素是因为

 A. 对淋巴细胞有趋化作用

 B. 是淋巴细胞的激活因子

 C. 对嗜酸性粒细胞有趋化作用

 D. 是嗜酸性粒细胞的激活因子

 E. 能引起嗜酸性粒细胞和肥大细胞脱颗粒

26. 炎症时 B 淋巴细胞的功能是

 A. 吞噬 B. 释放溶酶体酶 C. 释放内源性致热原

 D. 转变为浆细胞,产生抗体 E. 递呈抗原

27. 在细菌感染的炎症病变中,最常见的炎细胞是

 A. 淋巴细胞 B. 浆细胞 C. 中性粒细胞

 D. 嗜酸性粒细胞 E. 单核-吞噬细胞

28. 在病毒感染的炎性病灶中最常见的炎细胞是

 A. 淋巴细胞 B. 浆细胞 C. 中性粒细胞

 D. 嗜酸性粒细胞 E. 单核-吞噬细胞

29. 脓细胞是指变性、坏死的

 A. 淋巴细胞 B. 浆细胞 C. 中性粒细胞

 D. 嗜酸性粒细胞 E. 单核-吞噬细胞

30. 在寄生虫感染引起的炎症病灶中,最常见的炎细胞是

 A. 淋巴细胞 B. 浆细胞 C. 中性粒细胞

 D. 嗜酸性粒细胞 E. 单核-吞噬细胞

31. 泡沫细胞来源于

 A. 淋巴细胞 B. 浆细胞 C. 中性粒细胞

 D. 嗜酸性粒细胞 E. 单核-吞噬细胞

32. 肉芽肿性炎中上皮样细胞来源于

 A. 中性粒细胞 B. 嗜酸粒细胞 C. 巨噬细胞

 D. 淋巴细胞 E. 浆细胞

33. 关于炎症经血道扩散的叙述,下列哪项是不正确的

 A. 细菌的毒素进入血液后称为毒血症

 B. 细菌进入血液后称为败血症

 C. 脓毒血症可形成迁徙性脓肿

D. 脓毒血症是化脓性细菌所致

E. 菌血症的病人常无中毒症状

34. 肉芽肿主要是由下列哪种细胞增生形成

    A. 成纤维细胞   B. 巨噬细胞   C. 淋巴细胞

    D. 浆细胞   E. 血管内皮细胞

35. 下列哪种病变中有 Langhans 细胞存在

    A. 新月体   B. 伤寒小体   C. Aschoff 小体

    D. 结核结节   E. 硅结节

36. 炎症局部发热见于

    A. 体表的急性炎   B. 内脏的急性炎   C. 体表的慢性炎

    D. 内脏的慢性炎   E. 所有急性炎

37. 炎症的变质是指局部发生

    A. 萎缩和变性   B. 萎缩和坏死   C. 变性和坏死

    D. 变性和再生   E. 坏死和再生

38. 花生四烯酸代谢产物的作用不包括

    A. 引起发热   B. 引起疼痛   C. 加重组织损伤

    D. 使血管通透性提高   E. 促进白细胞游出

39. 下列哪项不属于渗出性炎

    A. 浆液性炎   B. 纤维蛋白性炎   C. 化脓性炎

    D. 肉芽肿性炎   E. 出血性炎

40. 急性纤维蛋白性炎时病灶中不见

    A. 大量纤维蛋白   B. 中性粒细胞   C. 坏死的细胞碎屑

    D. 病原体   E. 大量成纤维细胞

41. 常可发生蜂窝织炎的部位是

    A. 心   B. 肝、脾   C. 肺

    D. 肾   E. 阑尾

42. 关于脓肿的叙述,下列哪项是正确的

    A. 为弥漫性化脓性炎   B. 为局限性化脓性炎   C. 一定有脓腔形成

    D. 局部组织增生明显   E. 中性粒细胞弥漫浸润

43. 下列哪项不属于增生性炎

    A. 伤寒   B. 细菌性痢疾

    C. 急性链球菌感染后肾小球肾炎   D. 子宫颈息肉

    E. 炎性假瘤

44. 关于败血症的叙述,下列哪项是错误的

    A. 败血症的病人有全身中毒症状

    B. 败血症的病人可出现皮肤、黏膜出血点

    C. 细菌进入血后称为败血症

    D. 败血症的病人可能有肝、脾和淋巴结大

    E. 血培养常常有细菌生长

45. 在炎症中,除下列哪项外均属血道扩散

A. 微生物沿淋巴管蔓延至淋巴结

B. 微生物的毒性产物被吸收入血

C. 微生物入血，但未产生毒素

D. 微生物入血，并繁殖、产生毒素

E. 化脓性细菌入血，并繁殖、产生多发性小脓肿

46. 金黄色葡萄球菌感染常可引起

A. 脓肿　　　　　　　B. 蜂窝织炎　　　　　　C. 假膜性炎

D. 增生性炎　　　　　E. 出血性炎

47. 炎症时血管内的血液成分经血管壁进入组织间隙的过程称为

A. 渗出　　　　　　　B. 转移　　　　　　　　C. 漏出

D. 浸润　　　　　　　E. 游出

二、名词解释

1. 脓肿　2. 炎细胞浸润　3. 渗出　4. 脓毒败血症　5. 炎症　6. 趋化作用

三、填空题

1. 渗出时，血管变化的主要环节是_____和_____。

2. 炎症造成血管通透性增加的主要机理是_____、_____和_____。

3. 炎症局部基本病理变化包括_____、_____、_____。

4. 白细胞渗出过程包括_____、_____、_____。

5. 伪膜性炎属于_____性炎，病变发生于_____，伪膜主要由_____、_____和_____构成。

6. 炎症的局部临床特征是_____，全身反应常包括_____。

7. 凝血和纤溶系统在炎症时的主要作用是_____、_____、_____和_____。

8. 血管通透性增加的因素是_____、_____、_____。

9. 炎性假瘤是指在致炎因子的作用下，局部组织_____，形成一个_____的肿瘤样结节或团块，在形态上与肿瘤外形相似。

10. 慢性炎时单核巨噬细胞在炎症灶内聚集的主要原因是_____、_____、_____和_____。

四、问答题

1. 试比较脓肿和蜂窝织炎的区别。

2. 什么叫化脓性炎症？根据病变的不同分为哪几种类型？

3. 试述渗出性炎症的类型。

4. 何谓慢性肉芽肿性炎？试举例说明肉芽肿的组成及病变特征。

【参考答案】

一、单项选择题

1. B　2. B　3. C　4. E　5. C　6. C　7. E　8. C　9. D　10. D
11. A　12. E　13. B　14. D　15. A　16. C　17. A　18. B　19. C　20. C
21. A　22. C　23. A　24. A　25. E　26. D　27. C　28. A　29. C　30. D
31. E　32. C　33. B　34. B　35. D　36. A　37. C　38. C　39. D　40. E

41. E　　42. B　　43. B　　44. C　　45. A　　46. A　　47. A

二、名词解释

1. 脓肿:是指局限性化脓性炎,主要表现为局部组织溶解坏死液化,形成充满脓液的脓腔。

2. 炎细胞浸润:是炎症时血液中的白细胞从血管内渗出,并在病灶局部组织中聚集的现象。

3. 渗出:是炎症局部组织血管内的液体和细胞成分通过血管壁进入组织间质、体腔、黏膜表面和体表的过程。

4. 脓毒败血症:是指由化脓性细菌引起的败血症进一步发展,除有败血症表现外,血液中的细菌随血流到达全身各处,在皮下、软组织及肺、肾、肝、脑等脏器形成多发性栓塞性脓肿。

5. 炎症:是指具有血管系统的活体组织对损伤因子所发生的防御反应。

6. 趋化作用:是指白细胞向着化学刺激物作定向移动。具有趋化作用的这些化学物质被称为趋化因子。

三、填空题

1. 血流量　血管口径

2. 内皮细胞收缩和空胞作用增强　内皮细胞损伤　新生毛细血管的高通透性

3. 变质　渗出　增生

4. 边集　黏着　游出

5. 纤维素　黏膜　纤维素　白细胞　坏死组织

6. 红、肿、热、疼、功能障碍　发热和末梢血白细胞计数增多

7. 使血管通透性增加　促使白细胞粘着　趋化作用　激活 C3　促进成纤维细胞增生

8. 内皮细胞收缩　内皮细胞损伤　新生毛细血管的高通透性

9. 慢性炎症增生　境界清楚

10. 化学趋化　持续渗出　局部巨噬细胞的增殖　单核细胞的寿命长

四、问答题

1. 答:(1)脓肿:主要由金黄色葡萄球菌引起,好发于皮肤和内脏,是局限性化脓性炎,常有脓腔形成,脓肿破溃可形成溃疡、窦道和瘘管。(2)蜂窝织炎:主要由溶血性链球菌引起,好发于黏膜下、肌肉和阑尾等疏松组织,是弥漫性化脓性炎。炎症范围较广,发展迅速,易发生全身中毒症状。

2. 答:化脓性炎以中性粒细胞渗出为主,并有不同程度的组织坏死和脓液形成为特点。化脓性炎多由化脓菌感染引起,如葡萄球菌、链球菌等,也可由组织坏死继发感染产生。化脓性炎根据病因和发生部位不同,可分为表面化脓和积脓、蜂窝织炎和脓肿。表面化脓是指发生在黏膜和浆膜的化脓性炎。当化脓性炎发生于浆膜、胆囊和输卵管时,脓液则在浆膜腔、胆囊和输卵管内积存,称为积脓。蜂窝织炎常发生在组织结构疏松的器官,如皮肤、肌肉和阑尾,常为疏松结缔组织的弥漫性化脓性炎。脓肿为局限性化脓性炎症,主要特征是组织发生溶解坏死,形成充满脓液的腔。脓肿常发生在皮下和内脏。

3. 答:以浆液、纤维蛋白原和中性粒细胞渗出为主的炎症称为渗出性炎,多为急性炎症。渗出物主要成分的不同是渗出性炎症分类的依据,可分为浆液性炎、纤维素性炎化脓性炎和出血性炎。

　　（1）浆液性炎以浆液渗出为其特征,浆液性渗出物以血浆成分为主,同时混有少量中性粒细胞和纤维素。浆液性炎常发生于黏膜、浆膜和疏松结缔组织。

　　（2）纤维素性炎以纤维蛋白原渗出为主,继而形成纤维素。纤雄素呈红染交织的网状、条状或颗粒状,常混有中性粒细胞和坏死细胞的碎片。纤维素性炎易发生于黏膜、浆膜和肺组织。

　　（3）化脓性炎以中性粒细胞渗出为主,并有不同程度的组织坏死和脓液形成为特点。。化脓性炎多由化脓菌感染引起,如葡萄球菌、链球菌等,也可由组织坏死继发感染产生。化脓性炎根据病因和发生部位不同,可分为表面化脓和积脓、蜂窝织炎和脓肿。表面化脓是指发生在黏膜和浆膜的化脓性炎。当化脓性炎发生于浆膜、胆囊和输卵管时,脓液则在浆膜腔、胆囊和输卵管内积存,称为积脓。蜂窝织炎常发生在组织结构疏松的器官,如皮肤、肌肉和阑尾,常为疏松结缔组织的弥漫性化脓性炎。脓肿为局限性化脓性炎症,主要特征是组织发生溶解坏死,形成充满脓液的腔。脓肿常发生在皮下和内脏。

　　（4）出血性炎:出血性炎病灶的血管损伤严重,渗出物中含有大量红细胞。

　　上述各型炎症可单独发生,亦可合并存在。而且在炎症的发展过程中,一种炎症可转变为另一种炎症。

　　4. 答:慢性肉芽肿性炎是一种特殊增生性炎,以肉芽肿形成为其特点,多为特殊类型的慢性炎症。所谓肉芽肿,是由巨噬细胞及其演化的细胞,呈局限性浸润和增生所形成的境界清楚的结节状病灶。以肉芽肿形成为基本特点的炎症叫做肉芽肿性炎。肉芽肿分为异物性肉芽肿和感染性肉芽肿。结核结节是一种感染性肉芽肿,主要细胞成分是上皮样细胞和多核巨细胞。典型的结核结节中心常为干酪样坏死,周围为放射状排列的上皮样细胞,并可见Langhans巨细胞掺杂于其中,再向外为大量淋巴细胞浸润,结节周围还可见纤维结缔组织包绕。异物性肉芽肿也是由上皮样细胞和多核巨细胞组成,多核巨细胞更常见。巨细胞由上皮样细胞融合而成,若细胞核杂乱无章地分布于细胞内,多为异物巨细胞。

（刘　燕）

第五章 肿 瘤

【学习精要】

第一节 肿瘤的概述

肿瘤是机体在各种致瘤因素作用下,局部组织的细胞在基因水平上失去对其生长的正常调控,导致克隆性异常增生而形成的新生物,常在局部形成肿块。分为良性肿瘤和恶性肿瘤。通常说的癌症,即指恶性肿瘤。

肿瘤细胞具有异常的形态、代谢和功能,并在不同程度上失去了分化成熟的能力,呈相对自主性生长,其遗传异常可以传给子代细胞。

机体亦可出现非肿瘤性增生,与肿瘤性有着本质上的区别。非肿瘤性增生表现为正常新陈代谢所需的细胞更新,细胞、组织分化成熟,常有自限性。

第二节 肿瘤的特性

一、肿瘤的形态

(一)肿瘤的大体形态

1. 肿瘤的数目和大小　　肿瘤通常一个,有时可为多个,大小不一。小者极小甚至在显微镜下才能发现,大者可重达数千克乃至数十千克。

2. 肿瘤的形状　　肿瘤的形状多种多样,有乳头状、菜花状、绒毛状、蕈状、息肉状、结节状、分叶状、浸润性包块状、弥漫肥厚状、溃疡状和囊状等形状。

3. 肿瘤的颜色　　肿瘤的颜色通常接近其起源组织的颜色,也可因其含血量的多少、有无变性、坏死、出血以及是否含有色素等而呈现各种不同的颜色。

4. 肿瘤的硬度　　肿瘤的硬度与肿瘤的组织种型、肿瘤实质与间质的比例等有关。

(二)肿瘤的组织结构

1. 肿瘤的实质　　肿瘤实质由肿瘤细胞构成,是肿瘤的主要成分,决定其生物学特性以及肿瘤的特殊性。肿瘤细胞的形态多种多样,常根据其形态来确定组织来源,进行肿瘤的命名、分类和病理学诊断,根据其分化成熟程度和异型性大小来确定肿瘤的良、恶性和肿瘤的恶性程度。

2. 肿瘤的间质　　肿瘤的间质一般由纤维结缔组织和血管组成,起着支持和营养肿瘤实质的作用。肿瘤间质内的淋巴细胞、巨噬细胞等,是机体对肿瘤的免疫反应细胞。

二、肿瘤的分化与异型性

(一)肿瘤的分化

肿瘤细胞与其起源的正常细胞在组织形态、功能、代谢、细胞生长和增殖等生物学行为上的相似程度称为肿瘤的分化。肿瘤细胞与其起源细胞相似性大,表明分化程度高;反之,则表明肿瘤的分化程度低;如两者缺乏相似之处,则称为未分化肿瘤。

(二)肿瘤的异型性

肿瘤组织无论在细胞形态和组织结构上,都与其发源的正常组织有不同程度的差异,这种差异称为异型性。肿瘤异型性的大小反映了肿瘤组织的成熟程度(即分化程度)。异型性小表明肿瘤组织成熟程度高(分化程度高);异型性大,表示肿瘤组织成熟程度低(分化程度低)。异型性的大小是病理学诊断肿瘤,确定其良、恶性的主要组织学依据。

1. 肿瘤细胞的异型性

(1)瘤细胞的多形性:恶性肿瘤细胞常体积增大,瘤细胞的大小和形态不一致,有时出现瘤巨细胞或多核瘤巨细胞。

(2)瘤细胞核的多形性及胞浆的改变:肿瘤细胞核的体积增大,胞核与细胞质的比例增大,核的大小、形状不一,可出现双核、巨核、多核或奇异形的核,核染色深,染色质粗,核膜增厚。核分裂象增多,可出现不对称性、多极性及顿挫性等病理性核分裂象,对于诊断恶性肿瘤具有重要的意义。

2. 肿瘤组织结构的异型性 肿瘤组织在空间排列方式上与其来源的正常组织存在不同程度的差异,这种差异称为肿瘤组织结构的异型性。良性肿瘤瘤细胞的异型性不明显,恶性肿瘤的细胞异型性及组织结构异型性均较大。

三、肿瘤的生长

(一)肿瘤的生长速度

肿瘤的生长速度与肿瘤细胞生长分数、肿瘤细胞的生成与死亡比例以及肿瘤的血管生成有关。肿瘤的生长分数高,肿瘤细胞死亡数目少,血管生成多,则肿瘤生长速度快。

(二)肿瘤的生长方式

1. 膨胀性生长 这是大多数良性肿瘤所表现的生长方式。肿瘤如逐渐膨胀的气球向周围组织挤压性生长,常有完整的包膜,与周围组织分界清楚。

2. 外生性生长 发生在体表、体腔表面或管道器官(如消化道,泌尿生殖道等)表面的肿瘤,常向表面生长,形成突起的乳头状、息肉状、蕈状或菜花状的肿物。良性肿瘤和恶性肿瘤都可呈外生性生长,但恶性肿瘤在外生性生长的同时,其基底部往往也向深部组织浸润性生长。

3. 浸润性生长 为大多数恶性肿瘤的生长方式。瘤细胞侵入周围组织间隙、淋巴管或血管内,浸润并破坏周围组织。

四、肿瘤的代谢

肿瘤组织的核酸代谢、蛋白质代谢均较旺盛。酶活性改变较为复杂,一般恶性肿瘤组织内的氧化酶(如细胞色素氧化酶及琥珀酸脱氢酶)减少和蛋白分解酶增加。肿瘤组织的糖代谢主要是以无氧糖酵解的方式获取能量。

五、肿瘤的扩散

1. 直接蔓延 恶性肿瘤细胞常沿着组织间隙、淋巴管、血管或神经束衣浸润,并破坏邻近正常器官或组织,称为直接蔓延。

2. 转移 恶性肿瘤细胞从原发部位侵入淋巴管、血管或体腔,迁徙到他处而继续生长,形成与原发瘤同样类型的肿瘤,这个过程称为转移,所形成的肿瘤称为转移瘤或继发瘤。

(1)淋巴道转移:瘤细胞侵入淋巴管后,到达局部淋巴结形成转移,可继续转移至下一站的其他淋巴结,最后可经胸导管进入血流再继发血道转移。

(2)血道转移:瘤细胞侵入血管后随血流到达远隔器官继续生长,形成转移瘤。少数可经淋巴管入血。

(3)种植性转移:位于体腔内器官的肿瘤蔓延至器官表面时,瘤细胞可以脱落,像播种一样种植在体腔内各器官的表面,形成转移瘤。这种转移的方式称为种植性转移。

3. 恶性肿瘤的浸润和转移的机制

(1)局部浸润:恶性肿瘤的转移机制是通过癌细胞表面粘附分子减少、癌细胞与基底膜的粘附增加、细胞外基质的降解以及癌细胞迁移等几个步骤来实现的。

(2)血行播散:进入血管的癌细胞能够被血小板凝集成团而形成瘤栓,并可与形成栓塞处的血管内皮细胞粘附,然后以前述机制穿过血管内皮和基底膜,形成新的转移灶。

六、恶性肿瘤的分级和分期

恶性肿瘤常用三级分级法,即 I 级为分化良好,属低度恶性; II 级为分化中等,属中度恶性; III 级为分化低,属高度恶性。

肿瘤的分期主要采用 TNM 分期系统。T 指肿瘤的原发灶,随着肿瘤的增大依次用 T_1 ~ T_4 来表示;N 指局部淋巴结受累情况,无受累时用 N_0 表示,淋巴结受累则依次用 N_1 ~ N_3 表示;M 指血道转移,无血道转移用 M_0 表示,有血道转移用 M_1 或 M_2 表示。

七、肿瘤对机体的影响

良性肿瘤一般对机体的影响相对较小,主要表现为局部压迫和阻塞症状,对机体的影响主要与其发生部位和继发变化有关,一般对机体无重要影响;但若发生在腔道或重要器官,也可引起较为严重的后果。

恶性肿瘤生长较迅速,浸润破坏器官的结构和功能,并可发生转移,因而对机体的影响严重。恶性瘤除可引起与良性瘤相似的局部压迫和阻塞症状外,还易并发溃疡、出血、甚至穿孔等。有时肿瘤产物或合并感染可引起发热。肿瘤压迫、浸润局部神经可引起顽固性疼痛等症状。恶性肿瘤的晚期,患者往往发生恶病质,表现为严重消瘦、无力、贫血和全身衰竭。

第三节 良性肿瘤与恶性肿瘤的区别

区别良性肿瘤与恶性肿瘤对肿瘤的正确诊断和治疗具有重要的意义。良性肿瘤与恶性肿瘤的区别见表5-1。

表 5-1 良性肿瘤与恶性肿瘤的区别

	良性肿瘤	恶性肿瘤
组织分化程度	分化好,异型性小,与原有组织的形态相似	分化不好,异型性大,与原有组织的形态差别大
核分裂象	无或稀少,不见病理核分裂象	多见,并可见病理性核分裂象
生长速度	缓慢	较快
生长方式	膨胀性或外生性生长,前者常有包膜形成,与周围组织一般分界清楚,故通常可推动	浸润性或外生性生长,前者无包膜,一般与周围组织分界不清楚,通常不能推动
继发改变	很少发生坏死、出血	常发生出血、坏死、溃疡形成等
转移	不转移	常有转移
复发	手术切除后很少复发	手术切除等治疗后较多复发
对机体影响	较小,主要为局部压迫或阻塞。如发生在重要器官也可引起严重后果	较大,除压迫、阻塞外,还可以破坏原发处和转移处的组织,引起坏死、出血、合并感染,甚至造成恶病质

有些肿瘤的组织形态介乎二者之间,称为交界性肿瘤。有些良性肿瘤如不及时治疗,有时可转变为恶性肿瘤,称为恶变。

第四节 肿瘤的命名与分类

一、肿瘤的命名

1. 良性肿瘤 良性肿瘤的命名在其来源组织名称后加一"瘤"字,例如来源于纤维组织的良性肿瘤称为纤维瘤。

2. 恶性肿瘤 来源于上皮组织的恶性肿瘤统称为癌。命名时在其来源组织名称之后加一"癌"字,如来源于鳞状上皮的恶性肿瘤称为鳞状细胞癌。来源于间叶组织的恶性肿瘤统称为肉瘤。命名时在来源组织名称之后加"肉瘤"二字,例如纤维肉瘤。如肿瘤中同时有癌和肉瘤的结构,则称癌肉瘤。

3. 特殊命名 来源于幼稚组织的肿瘤称为母细胞瘤,恶性者如神经母细胞瘤、髓母细胞瘤,良性者如骨母细胞瘤、软骨母细胞瘤。在肿瘤的名称前加"恶性"二字,如恶性畸胎瘤。以人名命名的恶性肿瘤,如尤文(Ewing)瘤、霍奇金(Hodgkin)淋巴瘤。根据肿瘤细胞的形态命名,如透明细胞肉瘤。有的虽称为"病"或"瘤",实际上是恶性肿瘤,如白血病、精原细胞瘤。多发性良性肿瘤常用"瘤病"命名,如神经纤维瘤病。

二、肿瘤的分类

肿瘤的分类通常是以其组织来源为依据。根据其分化成熟程度及对机体影响的不同而分为良性与恶性。根据组织发生的肿瘤分类举例见表 5-2。

表5-2 肿瘤分类举例

组织来源	良性肿瘤	恶性肿瘤
一、上皮组织		
鳞状上皮	乳头状瘤	鳞状细胞癌
基底细胞		基底细胞癌
腺上皮	腺瘤	腺癌(各种类型)
	囊腺瘤	囊腺癌
	多形性腺瘤	恶性多形性腺瘤
移行上皮	乳头状瘤	移行上皮癌
二、间叶组织		
纤维结缔组织	纤维瘤	纤维肉瘤
纤维组织细胞	纤维组织细胞瘤	恶性纤维组织细胞瘤
脂肪组织	脂肪瘤	脂肪肉瘤
平滑肌组织	平滑肌瘤	平滑肌肉瘤
横纹肌组织	横纹肌瘤	横纹肌肉瘤
血管和淋巴管组织	血管瘤、淋巴管瘤	血管肉瘤、淋巴管肉瘤
骨组织	骨瘤	骨肉瘤
	巨细胞瘤	恶性巨细胞瘤
软骨组织	软骨瘤	软骨肉瘤
滑膜组织	滑膜瘤	滑膜肉瘤
间皮	间皮瘤	恶性间皮瘤
三、淋巴造血组织		
淋巴组织		恶性淋巴瘤
造血组织		各种白血病
		多发性骨髓瘤
四、神经组织		
神经衣组织	神经纤维瘤	神经纤维肉瘤
神经鞘细胞	神经鞘瘤	恶性神经鞘瘤
胶质细胞	胶质细胞瘤	恶性胶质细胞瘤
原始神经细胞		髓母细胞瘤
交感神经节	节细胞神经瘤	神经母细胞瘤
五、基他肿瘤		
黑色素细胞	黑痣	恶性黑色素瘤
胎盘组织	葡萄胎	绒毛膜上皮癌、恶性葡萄胎
性索	支持细胞、间质细胞瘤	恶性支持细胞瘤、恶性间质细胞瘤

组织来源	良性肿瘤	恶性肿瘤
生殖细胞		精原细胞瘤
		无性细胞瘤
		胚胎性癌
三个胚叶组织	畸胎瘤	恶性畸胎瘤

第五节 癌前疾病(或病变)、非典型增生与原位癌

一、癌前疾病(或病变)

某些具有癌变的潜在可能性的疾病(或病变),虽然本身不是恶性肿瘤,但具有发展成为恶性肿瘤的潜能,如长期存在即有可能转变为癌。这些疾病或病变称为癌前疾病或癌前病变。

常见的癌前疾病或病变有黏膜白斑、慢性子宫颈炎伴子宫颈糜烂、乳腺增生性纤维囊性变、结肠、直肠的息肉状腺瘤、慢性萎缩性胃炎及胃溃疡、慢性溃疡性结肠炎、皮肤慢性溃疡及肝硬化等。

二、非典型性增生与原位癌

非典型性增生指增生上皮细胞的形态呈现一定程度的异型性,但还不足以诊断为癌。轻度和中度的非典型性增生(分别累及上皮层下部的 1/3 和 2/3 处),病因消除后可恢复正常,累及上皮 2/3 以上尚未达到全层的重度非典型性增生常转变为癌。近年来提出的上皮内瘤变将轻度、中度和重度非典型增生分别称为上皮内瘤变的 Ⅰ、Ⅱ 和 Ⅲ 级,并将原位癌也列入上皮内瘤变 Ⅲ 级。

原位癌指黏膜鳞状上皮层内或皮肤表皮层内的重度非典型增生几乎累及或累及上皮的全层(上皮内瘤变 Ⅲ 级),但未突破基底膜而向下浸润。

第六节 肿瘤的病因与发病机制

一、肿瘤的病因

从本质上讲,肿瘤是一种基因病。

（一）化学因素

多数化学致癌物需在体内(主要是在肝脏)代谢活化后才致癌,称为间接致癌物。少数化学致癌物不需在体内进行代谢转化即可致癌,称为直接致癌物。

1. 间接化学致癌物 多环芳烃:如 3,4-苯并芘、1,2,5,6-双苯并蒽等;芳香胺类:如乙萘胺、联苯胺等;亚硝胺类物质;真菌毒素:黄曲霉菌广泛存在于霉变食品中。

2. 直接化学致癌物 直接化学致癌物主要是烷化剂和酰化剂。

（二）物理因素

紫外线(UV)可引起皮肤鳞状细胞癌、基底细胞癌等;电离辐射,包括 X 射线、γ 射线以

及粒子形式的辐射如 β 粒子等可致癌。

（三）生物因素

生物致瘤因素主要是病毒,分为 DNA 肿瘤病毒和 RNA 肿瘤病毒。

1. DNA 肿瘤病毒 人类乳头瘤病毒:HPV-6 和 HPV-11 与生殖道和喉等部位的乳头状瘤有关;HPV16、18 与宫颈等部位的原位癌和浸润癌等有关;Epstein-Barr 病毒(EBV)与伯基特淋巴瘤和鼻咽癌等肿瘤有关;乙型肝炎病毒:HBV 感染者发生肝细胞癌的几率是未感染者的 200 倍。

2. RNA 肿瘤病毒 RNA 肿瘤病毒是逆转录病毒,分为急性转化病毒和慢性转化病毒。急性转化病毒含有病毒癌基因,如 *v-src*,*v-abl*,*v-myb* 等。慢性转化病毒本身不含癌基因,但是有很强的促进基因转录的启动子或增强子。

3. 细菌 幽门螺杆菌是慢性胃炎和胃溃疡的重要病原因素,与胃的黏膜相关淋巴瘤密切相关,幽门螺杆菌胃炎与一些胃腺癌的发生也有关系。

二、肿瘤的发病机制

（一）癌基因

逆转录病毒基因组中含有某些 RNA 序列,为病毒致瘤或者导致细胞恶性转化所必需,称为病毒癌基因。正常细胞基因组中发现与病毒癌基因十分相似的 DNA 序列,称为原癌基因。原癌基因转变为细胞癌基因的过程,称为原癌基因的激活。原癌基因常通过点突变、基因扩增、染色体转位等方式激活。

（二）肿瘤抑制基因功能丧失

肿瘤抑制基因在细胞生长与增殖的调控中起重要作用,如 RB 基因定位在染色体 13q14,其纯合型丢失见于所有视网膜母细胞瘤。*p53* 基因蛋白具有特异的转录激活作用,可以通过突变等方式被灭活。

（三）凋亡调节基因

肿瘤的生长,取决于细胞增殖与细胞死亡的比例。肿瘤组织中凋亡抑制蛋白 IAP 家族成员的过表达与肿瘤的发生或演进有关。

（四）端粒酶和肿瘤

染色体末端存在称为端粒的 DNA 重复序列,其长度随细胞分裂逐渐缩短,到一定程度会导致细胞死亡。许多恶性肿瘤细胞含有端粒酶活性,可能使其端粒不会缩短,这与肿瘤细胞的永生化有关。

（五）肿瘤发生是一个多步骤的过程

流行病学、分子遗传学以及化学致癌的动物模型等多方面的研究均显示,肿瘤的发生并非单个分子事件,而是一个多步骤过程。细胞的完全恶性转化,一般需要多个基因的改变,如数个癌基因的激活,或肿瘤抑制基因的失活,以及其他基因发生变化。

第七节 常见肿瘤举例

一、上皮组织肿瘤

（一）上皮组织良性肿瘤

1. 乳头状瘤 见于鳞状上皮、尿路上皮等被覆的部位,可向体表或腔面生长,形成指状或乳头状突起,也可呈菜花状或绒毛状。镜下,乳头的轴心由血管和结缔组织等间质成分构成,表面覆盖上皮。

2. 腺瘤 是腺上皮发生的良性肿瘤,呈息肉状或结节状,与周围正常组织分界清楚。组织学分为管状腺瘤、绒毛状腺瘤、囊腺瘤、纤维腺瘤、多形性腺瘤等类型。

(二) 上皮组织恶性肿瘤

1. 鳞状细胞癌 常发生在皮肤、口腔、子宫颈、阴茎等鳞状上皮被覆的部位。常呈菜花状,可形成溃疡。镜下,分化好的鳞状细胞癌,癌巢中央可出现角化珠,细胞间可见细胞间桥。分化较差的鳞状细胞癌可无角化,细胞间桥少或无。

2. 腺癌 是腺上皮发生的恶性肿瘤,多见于胃肠道、肺、乳腺等。镜下癌细胞形成大小不等、形状不一、排列不规则的腺体或腺样结构,细胞常多层排列,核大小不一,可见核分裂象。乳头状腺癌以乳头状结构为主;囊腺癌腺腔扩张呈囊状,伴乳头状生长时称为乳头状囊腺癌,分泌大量黏液称为黏液癌,可见印戒细胞。

3. 基底细胞癌 多见于老年人头面部。镜下,癌巢由深染的基底细胞样癌细胞构成,有浅表型、结节型等组织类型。基底细胞癌生长缓慢,表面常形成溃疡,很少发生转移,临床上呈低度恶性经过。

4. 尿路上皮癌 发生于膀胱、输尿管或肾盂等部位,可为乳头状或非乳头状。组织学上分为低级别和高级别尿路上皮癌,级别越高,越易复发和向深部浸润。

二、间叶组织肿瘤

(一) 间叶组织良性肿瘤

1. 脂肪瘤 脂肪瘤外观常为分叶状,有被膜,质地柔软,切面黄色。可单发或多发。镜下似正常脂肪组织,有纤维间隔。

2. 血管瘤 分毛细血管瘤、海绵状血管瘤、静脉血管瘤等类型,无被膜,界限不清。在皮肤或黏膜可呈突起的鲜红肿块,或呈暗红或紫红色斑。内脏血管瘤多呈结节状。

3. 平滑肌瘤 肉眼呈结节状,灰白色,与周围组织分界清楚。镜下瘤组织由分化好的平滑肌瘤细胞组成,排列成束状、编织状。

(二) 间叶组织恶性肿瘤

恶性间叶组织肿瘤统称肉瘤。肉瘤体积常较大,切面多呈鱼肉状;易发生出血、坏死、囊性变等继发改变。镜下,肉瘤细胞大多不成巢,弥漫生长,与间质分界不清。间质血管常较丰富。癌与肉瘤的区别见表5-3。

表5-3 癌与肉瘤的区别

	癌	肉瘤
组织来源	上皮组织	间叶组织
发病率	较常见,约为肉瘤的9倍,多见于40岁以上成人	较少见,大多见于青少年
大体特点	质较硬、色灰白、较干燥	质软、色灰红、湿润、鱼肉状
组织学特点	多形成癌巢,实质与间质分界清楚	肉瘤细胞多弥漫分布,实质与间质分界不清,间质内血管丰富,纤维组织少

续表

	癌	肉瘤
网状纤维	癌细胞间多无网状纤维	肉瘤细胞间多有网状纤维
转移	多经淋巴道转移	多经血道转移

1. 脂肪肉瘤　肉眼多呈结节状或分叶状,亦可呈黏液样或鱼肉样。瘤细胞形态多样,以出现脂肪母细胞为特点。有高分化脂肪肉瘤、黏液样/圆形细胞脂肪肉瘤、多形性脂肪肉瘤、去分化脂肪肉瘤等类型。

2. 横纹肌肉瘤　肿瘤由不同分化阶段的横纹肌母细胞组成,分化较好的横纹肌母细胞,胞质红染,有时可见纵纹和横纹。横纹肌肉瘤有胚胎性横纹肌肉瘤、腺泡状横纹肌肉瘤和多形性横纹肌肉瘤等组织类型。恶性程度高,生长迅速。

3. 平滑肌肉瘤　多见于子宫,也可见于腹膜后、肠系膜等处。肿瘤细胞凝固性坏死和核分裂象的多少对平滑肌肉瘤的诊断及其恶性程度的判断很重要。

4. 骨肉瘤　多见于青少年,好发于股骨下端和胫骨上端。切面灰白色、鱼肉状,出血坏死常见;肿瘤破坏骨皮质,掀起其表面的骨外膜。镜下,肿瘤细胞异型性明显,梭形或多边形,直接形成肿瘤性骨样组织或骨组织,这是诊断骨肉瘤最重要的组织学依据。骨肉瘤恶性度很高,生长迅速。

三、其 他 肿 瘤

神经系统肿瘤:胶质瘤占中枢神经系统原发性肿瘤的 40%。周围神经系统较常见的肿瘤是神经鞘瘤和神经纤维瘤。

视网膜母细胞瘤来自视网膜胚基,肿瘤细胞为幼稚的小圆细胞,类似未分化的视网膜母细胞,可见特征性的菊形团结构。

恶性黑色素瘤为黑色素细胞来源的恶性肿瘤,多见于皮肤,肿瘤细胞可含黑色素或没有色素。

【测试题】

一、单项选择题

1. 畸胎瘤最常见于
   A. 松果体　　　　　　　　B. 纵隔　　　　　　　　C. 腹膜后
   D. 卵巢和睾丸　　　　　　E. 骶尾部

2. 关于肿瘤的叙述,下列哪项是错误的
   A. 肿瘤对机体有害无益　　　　　　B. 肿瘤一定都形成肿块
   C. 肿瘤具有不同程度的异型性　　　D. 肿瘤是细胞过度异常增生形成
   E. 肿瘤细胞具有形态、代谢和功能的异常

3. 肿瘤生长分数是指
   A. 肿瘤细胞中处于增殖阶段的细胞比例
   B. 肿瘤细胞中处于合成前期的细胞比例
   C. 肿瘤细胞中处于有丝分裂期的细胞比例
   D. 肿瘤细胞中处于合成前、后期的细胞比例
   E. 肿瘤细胞中处于合成期的细胞比例

4. 诊断恶性肿瘤的主要依据是
    A. 肿瘤呈浸润性生长   B. 肿瘤继发出血、坏死   C. 肿瘤有溃疡形成
    D. 肿瘤发生转移   E. 肿瘤切除后复发

5. 肿瘤的异质性是指由一个克隆来源的肿瘤细胞在下列哪方面有所不同的亚克隆的过程
    A. 肿瘤的侵袭能力   B. 肿瘤的生长速度
    C. 肿瘤对激素的反应   D. 肿瘤对抗癌药物的敏感性
    E. 以上都是

6. 肿瘤的生长速度取决于
    A. 肿瘤的来源   B. 肿瘤的发生部位
    C. 机体的免疫状态   D. 肿瘤细胞的分化程度
    E. 肿瘤细胞的生长分数和肿瘤细胞的生成与丢失之比

7. 确定癌的主要依据是
    A. 中老年人   B. 肿瘤呈浸润性生长   C. 肿瘤无包膜
    D. 肿瘤细胞异型性明显   E. 有癌巢形成

8. 肉瘤最典型的大体特点是
    A. 结节状,有假包膜   B. 质软,湿润   C. 易出血,坏死,囊性变
    D. 浸润性生长   E. 呈"鱼肉状"

9. 下列哪种恶性肿瘤常经非典型增生逐渐发展而来
    A. 子宫颈癌   B. 脂肪肉瘤   C. 骨肉瘤
    D. 黑色素瘤   E. 恶性淋巴瘤

10. 关于黏液癌的叙述,下列哪项是错误的
    A. 是一种高分化癌   B. 有黏液形成   C. 可有印戒细胞
    D. 肉眼呈半透明胶胨状   E. 常经淋巴道转移

11. 下列哪一项最符合畸胎瘤的本质
    A. 是良性肿瘤   B. 有囊腔形成   C. 多见于卵巢和睾丸
    D. 由三个胚层组织构成   E. 属混合瘤

12. 下列哪种病毒与鼻咽癌有关
    A. 人类乳头状瘤病毒   B. 乙型肝炎病毒   C. EB 病毒
    D. 单纯疱疹病毒   E. 人类 T 细胞淋巴瘤病毒

13. 类癌是指
    A. 一种与癌相似的恶性肿瘤   B. 一种癌前病变
    C. 癌肉瘤   D. 肉瘤样癌
    E. 神经内分泌细胞来源的肿瘤

14. 下列哪项不是致癌因子
    A. 5-羟色胺   B. 亚硝胺   C. 3,4-苯并芘
    D. 联苯胺   E. 二甲基氨基偶氮苯

15. 不符合肿瘤性生长的特点是
    A. 生长旺盛   B. 相对自主性生长
    C. 与机体的需要不协调   D. 不同程度失去分化成熟能力
    E. 致瘤因素消除后就不继续生长

16. 下列哪项不属于腺瘤的类型
    A. 囊腺瘤   B. 纤维腺瘤   C. 多形性腺瘤
    D. 息肉状腺瘤   E. 囊性畸胎瘤

17. 肿瘤的实质是指
    A. 肿瘤细胞   B. 纤维结缔组织   C. 血管
    D. 神经组织   E. 浸润的炎细胞

18. 肿瘤性增生与炎性增生的根本区别是
    A. 有肿块形成   B. 细胞生长活跃
    C. 有核分裂象   D. 生长速度快
    E. 细胞不同程度地失去了分化成熟能力

19. 原位癌的概念是
    A. 原发部位的癌   B. 未发生转移的癌   C. 早期浸润癌
    D. 光镜下才能见到的癌   E. 未突破基底膜的癌

20. 通常所说的"癌症"是指
    A. 所有肿瘤的统称   B. 所有恶性肿瘤的统称
    C. 上皮组织发生的恶性肿瘤的统称   D. 癌和肉瘤的统称
    E. 间叶组织恶性肿瘤的统称

21. 良、恶性肿瘤最根本的区别在于
    A. 肿瘤生长速度   B. 是否浸润性生长   C. 有无完整包膜
    D. 肿瘤细胞的异型性   E. 肿瘤切除后有无复发

22. 黏液癌常来源于
    A. 口腔黏膜   B. 食管黏膜   C. 鼻黏膜
    D. 大肠黏膜   E. 支气管黏膜

23. 肿瘤的硬度与下列哪项无关
    A. 肿瘤细胞的异型性   B. 实质与间质的比例
    C. 肿瘤的类型   D. 肿瘤组织有无变性、坏死
    E. 有无钙化

24. 肿瘤的大小与下列哪项无关
    A. 肿瘤的良、恶性   B. 实质与间质的比例   C. 肿瘤发生的部位
    D. 血液供应   E. 肿瘤的生长时间

25. 下列各项均属癌前病变,除外
    A. 黏膜白斑   B. 十二指肠溃疡   C. 肝硬化
    D. 慢性溃疡性结肠炎   E. 纤维囊性乳腺病

26. 癌与肉瘤最主要的区别是
    A. 组织来源不同   B. 生长方式不同   C. 发生年龄不同
    D. 发生部位不同   E. 转移途径不同

27. 下列哪项属良性肿瘤
    A. 髓母细胞瘤   B. 神经母细胞瘤   C. 骨髓瘤
    D. 尤文氏瘤   E. 滑膜瘤

28. 下列哪项属恶性肿瘤

A. 肌母细胞瘤　　　　　B. 软骨母细胞瘤　　　　C. 肾母细胞瘤

D. 横纹肌母细胞瘤　　　E. 纤维母细胞瘤

29. 纤维瘤的特点应除外

A. 呈结节状外观　　　　B. 切面灰白色,呈编织状　　C. 常见于内脏器官

D. 生长缓慢　　　　　　E. 手术切除后不易复发

30. 来源于上皮组织的肿瘤是

A. 乳头状瘤　　　　　　B. 毛细血管瘤　　　　　C. 淋巴管瘤

D. 滑膜瘤　　　　　　　E. 脑膜瘤

31. 呈浸润性生长的良性肿瘤是

A. 平滑肌瘤　　　　　　B. 脉管瘤　　　　　　　C. 脂肪瘤

D. 骨瘤　　　　　　　　E. 神经纤维瘤

32. 良性肿瘤的异型性主要表现在

A. 瘤细胞出现病理性核分裂　　　　B. 瘤组织结构的极性消失

C. 瘤细胞的多形性　　　　　　　　D. 瘤细胞核的多形性

E. 瘤细胞的核浆比值增大

33. 下列哪项是恶性肿瘤细胞的特征

A. 瘤细胞体积增大形状不一致　　　B. 瘤细胞核仁增大

C. 瘤细胞核增大或增多　　　　　　D. 出现病理性核分裂

E. 以上都是

34. 以下哪项是恶性肿瘤的主要特征

A. 浸润性生长和转移　　B. 瘤细胞丰富　　　　　C. 间质血管丰富

D. 瘤巨细胞形成　　　　E. 核分裂象多见

35. 淋巴结转移性癌的诊断依据是

A. 淋巴结肿大　　　　　　　　　　B. 淋巴结结构破坏

C. 淋巴结变硬　　　　　　　　　　D. 淋巴结内见大量异型细胞

E. 淋巴结内出现癌巢

36. 下列哪项不是肉瘤的特征

A. 肿瘤切面呈"鱼肉状"　　　　　　B. 间质结缔组织少血管丰富

C. 瘤细胞呈巢状排列　　　　　　　D. 瘤细胞间有网状纤维

E. 多经血道转移

37. 关于肿瘤命名原则的叙述,下列哪项是错误的

A. 上皮组织来源的恶性肿瘤统称为癌

B. 间叶组织来源的恶性肿瘤统称肉瘤

C. 良性瘤在其来源组织名称后加"瘤"字

D. 来源组织名称后加"母细胞瘤"者均为恶性肿瘤

E. 恶性肿瘤统称为癌症

38. 非上皮细胞来源的肿瘤是

A. 喉乳头状瘤　　　　　B. 肝细胞癌　　　　　　C. 肾透明细胞癌

D. 皮肤黑色素瘤　　　　E. 卵巢浆液性囊腺瘤

39. 下列化学致癌物中致癌广谱而强的是

A. 多环芳烃类　　　　　B. 芳香胺类　　　　　C. 亚硝胺类

D. 黄曲霉菌　　　　　　E. 氨基偶氮染料

40. 肿瘤的演进是指

A. 细胞的恶性转化　　　　　　　B. 恶性肿瘤的浸润能力

C. 恶性肿瘤的转移现象　　　　　D. 恶性肿瘤的生长速度

E. 恶性肿瘤在生长过程中变得越来越富有侵袭性的现象

41. 低分化肿瘤的特点是

A. 异型性小　　　　　B. 恶性程度高　　　　　C. 对化疗效果差

D. 对放射治疗效果差　E. 预后好

42. 下列哪项最符合继发瘤概念

A. 有"癌脐"形成的肿瘤　　　　　B. 多个散在分布的肿瘤

C. 接近器官表面的肿瘤　　　　　D. 与原发瘤同一类型的肿瘤

E. 远隔器官发生的肿瘤

43. 下列哪项不是鳞状细胞癌的肉眼特点

A. 灰白色　　　　　　B. 常形成溃疡　　　　　C. 鱼肉状外观

D. 粗糙、质硬　　　　E. 可呈菜花状

44. 诊断腺癌的主要依据是

A. 肿瘤呈浸润性生长　　　　　　B. 常伴有出血、坏死

C. 有癌巢结构　　　　　　　　　D. 癌巢呈腺样或实体条索状

E. 肿瘤细胞有明显异型性

45. 肿瘤转移至淋巴结最先见于淋巴结的

A. 被膜　　　　　　　B. 边缘窦　　　　　　C. 淋巴滤泡生发中心

D. 中央窦　　　　　　E. 淋巴结门部

46. 诊断高分化鳞癌的主要依据是

A. 有癌巢形成　　　　　　　　　B. 癌巢与间质分界清楚

C. 癌巢中出现角化珠　　　　　　D. 癌细胞似鳞状上皮细胞

E. 癌巢周围有网状纤维包绕

47. 目前诊断肿瘤可靠性、准确性最高的是

A. 彩色超声波检查　　B. CT 检查　　　　　　C. 磁共振检查

D. 细胞学检查　　　　E. 活体组织病理检查

二、名词解释

1. 肿瘤　2. 异型性　3. 癌　4. 肉瘤　5. 直接蔓延　6. 转移　7. 非典型增生　8. 原位癌　9. 癌前疾病或癌前病变

三、填空题

1. 任何一个肿瘤的组织成分都是由_____和_____两部分构成。

2. 肿瘤的间质主要由_____和_____组成,它们对肿瘤细胞起着营养和支持作用。

3. 肿瘤组织无论在细胞形态和_____上,都与其相似的正常组织有不同程度差异,这种差异称为_____。

4. 肿瘤的转移途径有_____、_____、_____转移。

5. 侵入体静脉的肿瘤细胞常经右心在_____形成转移瘤,侵入肺静脉的肿瘤细

胞,可经左心随主动脉血流在全身_____转移,而侵入门静脉系统的肿瘤细胞,首先在_____发生转移瘤。

6. 血道转移的器官,最常见的是_____,其次是_____。

7. 机体严重消瘦、无力、贫血和全身衰竭的状态称为_____。

8. 良性肿瘤与恶性肿瘤的根本区别在于肿瘤细胞的_____。

9. 介乎于良恶性之间的肿瘤称之为_____。

10. 恶性肿瘤根据其组织来源不同,一般分为_____、_____两大类。

11. 癌细胞排列成片块状、条索状或腺管状结构称为_____。

12. 来源于鳞状上皮的良性瘤称为_____,恶性瘤称为_____。

四、问答题

1. 试述良、恶性肿瘤的区别。

2. 简述癌与肉瘤的区别。

【参考答案】

一、单项选择题

1. D	2. B	3. A	4. D	5. E	6. E	7. E	8. E	9. A	10. A
11. D	12. C	13. E	14. A	15. E	16. E	17. A	18. C	19. E	20. B
21. D	22. D	23. A	24. D	25. B	26. A	27. E	28. C	29. C	30. A
31. B	32. E	33. A	34. E	35. C	36. D	37. D	38. C	39. E	40. B
41. D	42. C	43. D	44. B	45. C	46. E	47. E			

二、名词解释

1. 肿瘤:是机体的细胞异常增殖形成的新生物,常表现为机体局部的异常组织团块。

2. 异型性:肿瘤的组织结构和细胞形态与相应的正常组织有不同程度的差异。

3. 癌:上皮组织的恶性肿瘤的统称。

4. 肉瘤:间叶组织的恶性肿瘤的统称。

5. 直接蔓延:随着恶性肿瘤不断长大,肿瘤细胞常常沿着组织间隙或神经束衣连续地浸润生长,破坏邻近器官或组织,这种现象称为直接蔓延。

6. 转移:恶性肿瘤细胞从原发部位侵入淋巴管、血管或体腔,迁徙到其他部位,继续生长,形成同样类型的肿瘤,这个过程称为转移。

7. 非典型增生:指细胞增生并出现异型性,但还不足以诊断为肿瘤的一些病变。

8. 原位癌:指异型增生的细胞在形态和生物学特性上与癌细胞相同,并累及上皮的全层,但没有突破基底膜向下浸润。

9. 癌前疾病或癌前病变:某些疾病(或病变)虽然本身不是恶性肿瘤,但具有发展为恶性肿瘤的潜能,患者发生相应恶性肿瘤的风险增加。

三、填空题

1. 实质 间质

2. 纤维结缔组织 血管

3. 组织结构 异型性

4. 淋巴道 血道 种植性

5. 肺 各器官 肝

6. 肺 肝

7. 恶病质

8. 分化成熟程度

9. 交界性肿瘤

10. 癌 肉瘤

11. 癌巢

12. 乳头状瘤 鳞状细胞癌

四、问答题

1. 答:良性肿瘤与恶性肿瘤的区别

	良性肿瘤	恶性肿瘤
组织分化程度	分化好,异型性小,与原有组织的形态相似	分化不好,异型性大,与原有组织的形态差别大
核分裂象	无或稀少,不见病理核分裂象	多见,并可见病理性核分裂象
生长速度	缓慢	较快
生长方式	膨胀性或外生性生长,前者常有包膜形成,与周围组织一般分界清楚,故通常可推动	浸润性或外生性生长,前者无包膜,一般与周围组织分界不清楚,通常不能推动
继发改变	很少发生坏死、出血	常发生出血、坏死、溃疡形成等
转移	不转移	常有转移
复发	手术切除后很少复发	手术切除等治疗后较多复发
对机体影响	较小,主要为局部压迫或阻塞。如发生在重要器官也可引起严重后果	较大,除压迫、阻塞外,还可以破坏原发处和转移处的组织,引起坏死、出血、合并感染,甚至造成恶病质

2. 答:癌与肉瘤的区别

癌与肉瘤的区别

	癌	肉瘤
组织来源	上皮组织	间叶组织
发病率	较常见,约为肉瘤的 9 倍,多见于 40 岁以上成人	较少见,大多见于青少年
大体特点	质较硬、色灰白、较干燥	质软、色灰红、湿润、鱼肉状
组织学特点	多形成癌巢,实质与间质分界清楚	肉瘤细胞多弥漫分布,实质与间质分界不清,间质内血管丰富,纤维组织少
网状纤维	癌细胞间多无网状纤维	肉瘤细胞间多有网状纤维
转移	多经淋巴道转移	多经血道转移

(杨庆春)

第六章 水、电解质代谢紊乱

【学习精要】

第一节 水和电解质的正常代谢

一、体液的含量和分布

体液由水、电解质、低分子有机化合物以及蛋白质等共同组成。正常成人的体液总量占体重的60%,约2/3为细胞内液,占体重的40%;另1/3为细胞外液,占体重的20%,其中血浆约占体重的5%,15%为组织间液。组织间液中还有极少的一部分分布于颅腔、胸膜腔、腹膜腔、滑膜腔中,称第三间隙液。

二、体液中电解质组成

体液中的电解质一般以离子形式存在,主要有 Na^+、K^+、Ca^{2+}、Mg^{2+}、Cl^-、HCO_3^-、HPO_4^{2-} 和 SO_4^{2-} 等。电解质的组成和含量保持相对稳定,具以下特点:体液中所含阴、阳离子的电荷总数相等,呈电中性;细胞内、外液的渗透压相等,在 $280\sim310mmol/L$;细胞外液主要的阳离子是 Na^+,主要的阴离子是 Cl^- 和 HCO_3^-;细胞内液主要的阳离子是 K^+,主要的阴离子是 HPO_4^{2-}。

三、水　平　衡

水是机体中含量最多的构成物质,具有促进物质代谢、调节体温、润滑作用等生理功能。正常人每天水的摄入量和排出量大致相等,为 $2000\sim2500ml$,处于动态平衡。

四、正常钾代谢和功能

钾是体内最重要的无机阳离子之一,其生理功能是参与细胞的新陈代谢、维持细胞静息膜电位、参与动作电位、调节细胞内外的渗透压和酸碱平衡。

钾的主要来源是食物,排泄主要依靠肾脏。肾脏排钾量基本上与摄入量相关,即多摄多排、少摄少排,但是不摄也排。

五、水、电解质平衡的调节

水、钠的调节机制主要有渗透压调节和容量调节两种。

1. 渗透压调节

口渴中枢调节：机体失水时，血浆晶体渗透压增高，使口渴中枢兴奋，病人有明显的渴感，通过大脑皮质发出神经冲动，促使病人主动饮水。

抗利尿激素调节：血浆晶体渗透压升高、血容量减少及血压降低时，刺激下丘脑及颈内动脉的渗透压感受器，引起抗利尿激素释放，加强肾脏远曲小管和集合管对水的重吸收，减少水的排出，使体内水的容量增加；反之，若细胞外液渗透压降低，则抗利尿激素分泌减少，肾脏对水的重吸收减少，排水增多。

2. 容量调节

醛固酮主要受肾素-血管紧张素系统和 Na^+、K^+ 浓度的调节。血容量减少时，球旁细胞分泌肾素增加，激活肾素-血管紧张素-醛固酮系统，使醛固酮分泌增加，促进肾小管对水、钠的重吸收，使体内血容量增加；反之，当血容量和血压增加时，醛固酮的分泌就减少。

（二）钾的平衡调节

正常成人体钾 98% 存在于细胞内，2% 位于细胞外液，细胞内少量钾进入细胞外液便可使得血钾浓度明显增高，甚至威胁生命。

机体主要通过细胞膜 Na^+-K^+ 泵、细胞内外的 H^+-K^+ 交换、肾小管上皮细胞内外跨膜电位的改变、醛固酮和远曲小管尿液的流速及结肠的排钾和出汗形式来调节体钾的平衡。

第二节　水、钠代谢紊乱

一、脱　水

脱水是指各种原因引起的体液容量明显减少，并出现一系列功能、代谢紊乱的病理过程。按细胞外液渗透压不同可分为高渗性脱水、低渗性脱水、等渗性脱水三种类型。

（一）高渗性脱水

高渗性脱水的主要特征为：失水多于失钠，以失水为主，血清 Na^+ 浓度 >150mmol/L，血浆渗透压 >310mmol/L，又称低容量性高钠血症。引起高渗性脱水的原因主要有摄入水不足和失水过多，失水多于失钠，导致高渗性脱水的发生。

高渗性脱水对机体的影响有：①明显的口渴感；②细胞内液明显减少；③脱水热；④尿量减少。防治和护理原则为：去除病因，积极治疗原发病；补充缺少的水分；护理方面应注意静脉滴入葡萄糖溶液不宜过快过多。

（二）低渗性脱水

低渗性脱水的主要特征为：失钠多于失水，以失钠为主，血清 Na^+ 浓度 <130mmol/L，血浆渗透压 <280mmol/L，又称低容量性低钠血症。引起低渗性脱水的原因有肾外性因素及肾性因素。

低渗性脱水对机体的影响有：①易发生休克；②出现脱水体征；③细胞内液增多；④早期病人低渗尿排出较多，晚期可出现少尿；⑤尿钠的变化：肾性原因引起的低渗性脱水尿钠含量增多，肾外原因引起尿钠含量减少。防治和护理原则为：去除病因，积极治疗原发病因；恢复正常的血容量与血钠浓度；护理方面应注意恢复血钠浓度不宜过快。

（三）等渗性脱水

等渗性脱水的主要特征为：钠与水等比例地丢失，血清 Na^+ 浓度维持在 130～150mmol/L，

血浆渗透压在 $280\sim310mmol/L$。引起等渗性脱水的原因有经消化道、皮肤丢失水分,反复大量排放胸水、腹水。

等渗性脱水对机体的影响有:①细胞外液减少;②细胞内液无明显变化;③病人尿量减少,尿钠也减少;④病人出现血压下降、休克、口渴、发热等临床表现。防治和护理原则为:去除病因,积极治疗原发病;及时输入渗透压偏低的氯化钠溶液;护理方面应注意防止病人向高渗性脱水及低渗性脱水转变。

二、水 中 毒

水中毒是指水的摄入过多,超过了肾脏的排泄能力,致使水在体内大量潴留,引起细胞内、外液容量增多的病理过程,又称高容量性低钠血症。主要特征为:血钠下降,血清 Na^+ 浓度 $<130mmol/L$,血浆渗透压 $<280mmol/L$,但体钠总量正常或增多,体液量明显增多。

引起水中毒的原因有水的摄入过多及水的排出减少。对机体的影响为细胞外液量增加,细胞外液呈低渗状态;细胞内液增加,细胞水肿,渗透压降低。轻度或慢性水中毒病人无明显影响。中、重度或急性水中毒时,全身细胞都发生水肿,但以脑细胞水肿最为严重。脑细胞水肿使得颅内压增高,可引起各种中枢神经系统症状,严重者可发生脑疝而引起呼吸、心跳骤停。

水中毒的防治和护理原则为去除病因,积极防治原发病;轻度病人停止或限制水的摄入,重症病人除禁水以外,还应给予等渗透性利尿剂或速尿等促进水分排出;护理方面应注意对于严重心力衰竭病人应严格控制水的出入量,预防水中毒的发生。

三、水 肿

水肿指过多的液体在组织间隙或体腔内积聚,它是多种疾病常见的一种病理过程。过多液体在体腔内积聚称为积水或积液,如心包积水、胸腔积水、腹腔积水、脑室积水等。根据水肿波及的范围分为全身性水肿和局部性水肿;根据发生的部位分为脑水肿、肺水肿、皮下水肿等;根据发病的原因分为肾性水肿、肝性水肿、心性水肿、营养不良性水肿、淋巴性水肿、炎性水肿等。

1. 水肿的发病机制

正常人体体液和组织间液的含量主要依赖于机体对体内外液体交换平衡和血管内外液体交换平衡的调节,这种平衡一旦被打破,可导致组织液生成大于回流和(或)钠水潴留而引起水肿。

(1)血管内外液体交换失平衡-组织液生成大于回流。任何使有效滤过压过高超过淋巴回流的因素,均可导致组织液生成大于回流而引起水肿。组织生成过多的因素:①毛细血管流体静压增高;②血浆胶体渗透压降低:血浆胶体渗透压主要取决于血清蛋白的含量,血浆清蛋白下降的主要原因有蛋白质摄入不足、蛋白质丢失过多、蛋白质合成障碍及蛋白质分解加强;③血管壁通透性增加;④淋巴回流受阻。

(2)体内外液体交换失平衡-钠水潴留。体内外液体交换失平衡可见于以下几种情况:①肾小球滤过率下降:常见原因有广泛的肾小球病变、有效循环血量减少;②近曲小管重吸收钠水增多:引发因素有肾小球滤过分数增加及心房钠尿肽(ANP)分泌减少;③远曲小管和集合管重吸收钠水增多:醛固酮及抗利尿激素分泌增多可使远曲小管和集合管重吸收钠水增多。

2. 水肿的特点

水肿液分为漏出液和渗出液。漏出液常见于淤血、营养不良等所引起的水肿;渗出液常见于炎性水肿。显性水肿表现为皮肤肿胀、皱纹变浅、组织弹性差,指压时有凹陷,称为凹陷性水肿。隐性水肿出现在显性水肿之前,皮肤无凹陷,当形成游离液体时则表现为凹陷性水肿。

心性水肿是由于心功能不全而引起的全身性或局部性水肿,常表现为机体下垂部位水肿;肝性水肿是肝功能不全引起的全身性水肿,常表现为腹水生成增多;肾性水肿是肾功能不全引起的水肿,机体组织疏松部位表现明显,常有眼睑或面部水肿;肺水肿是大量体液在肺泡腔及肺间质内蓄积而成,常见于肺炎、左心衰竭等;脑水肿是脑组织液含量增多而引起的脑容积扩大,常表现为颅内压升高。

3. 水肿对机体的影响及防治护理原则

水肿有稀释毒素、运送抗体和补体等对机体有利的一面,同时也有细胞营养障碍和影响器官组织的功能活动等对机体不利的一面。

水肿的防治和护理原则有去除病因,积极防治原发病;给予利尿剂促进钠水的排出;护理方面应注意预防压疮的发生和感染。

第三节　钾代谢紊乱

一、低钾血症

血清钾浓度低于 3.5mmol/L,称为低钾血症。

1. 原因与机制

钾的摄入不足、丢失过多及钾向细胞内转移增多是引起低钾血症的原因。摄入不足通常见于不能进食、禁食、长期输液未注意补钾或补钾不够的病人。血钾丢失过多的因素有:①经消化道失钾:主要见于呕吐、腹泻、胃肠减压等;②经肾失钾:主要见于长期大量使用排钾利尿剂、醛固酮分泌过多、某些肾脏疾病导致肾排钾增多、肾小管酸中毒引起的肾排钾增多、镁缺失时钾重吸收障碍;③经皮肤失钾:大量出汗可引起失钾。钾向细胞内转移增多可见于:①碱中毒:碱中毒时细胞外 K^+ 进入细胞内引起低钾血症;②低钾血症型周期性麻痹症:可能是骨骼肌对 K^+ 的吸收异常增多而引起低钾血症,也可能与糖代谢异常有关;③β-肾上腺素能受体活性增强促进钾向细胞内转移;④过量胰岛素使用使钾从细胞外进入细胞内⑤某些毒物(如钡中毒、粗制棉籽油中毒)使钾外流减少而发生低钾血症。

2. 对机体的影响及防治护理原则

(1)低钾血症时对骨骼肌的影响表现为肌肉软弱无力,以四肢最为明显,严重者可发生弛缓性瘫痪甚至呼吸肌麻痹导致病人死亡。

(2)低钾血症可引起胃肠道运动功能减弱,病人出现食欲减退、消化不良、恶心、呕吐等,严重者可导致腹胀甚至麻痹性肠梗阻。

(3)低钾血症对心肌的影响主要有心肌兴奋性升高、传导性下降、自律性升高、收缩性减弱。

(4)低钾血症对肾脏的影响是使肾的浓缩功能减弱,表现为多尿、夜尿甚至肾性尿崩症。

(5)低钾血症对酸碱平衡的影响有细胞外液碱中毒及反常性酸性尿。

低钾血症的防治护理原则:应积极治疗原发病,尽早恢复正常饮食;及时适当补钾;纠正水和其他电解质代谢紊乱;护理时应注意静脉补钾时要仔细核对补钾的量、浓度和速度,密切观察病人的血 K^+ 浓度、心电图变化、尿量和生命体征等。

二、高 钾 血 症

血清钾浓度高于 5.5mmol/L 称为高钾血症。

1. 原因和机制

引起高钾血症的原因有摄入钾过多、肾排钾减少及细胞内钾外逸。

钾摄入过多主要见于肾功能低下者,因静脉内过多过快输入钾盐而引起高钾血症。

肾排钾减少是引起高钾血症最主要的原因。常见于保钾利尿剂长期使用或用量过多;肾脏疾病时因肾小球滤过率减少或肾小管排钾功能障碍而发生高钾血症;醛固酮缺乏时,可导致肾小管排钾障碍,引起血钾升高。

细胞内钾外逸主要见于酸中毒、胰岛素不足、高钾性周期性麻痹引起高钾血症,某些药物的使用(如心得安、洋地黄类药物中毒等)使细胞内钾外逸增多,细胞和组织的损伤和破坏,导致血钾增高。

2. 对机体的影响及防治护理原则

(1)高钾血症对骨骼肌的影响是使机体出现肌肉软弱无力甚至弛缓性麻痹等症状。

(2)高钾血症对机体危害最大的是对心脏的毒性作用,可引起各种心律失常,最严重可出现心室纤颤和心脏停搏。同时也可引起心肌传导性降低、自律性降低、收缩性降低。

(3)高钾血症对酸碱平衡的影响是细胞外液酸中毒及反常性碱性尿。

低钾血症的防治护理原则:消除病因,治疗原发病;降低血钾;注射离子拮抗剂;护理时应注意监控血 K^+ 浓度、心电图变化、尿量和生命体征等。

【测试题】

一、单项选择题

1. 下列哪项在高渗性脱水时变化最明显
    A. 血浆　　　　　　　　B. 组织间液　　　　　　　　C. 细胞内液
    D. 细胞外液　　　　　　E. 淋巴液

2. 低渗性脱水,下列哪项是错误的
    A. 早期即有尿少　　　　　　　　B. 细胞外液量减少
    C. 末梢循环衰竭出现较早　　　　D. 细胞水肿
    E. 渗透压低于 280mmol/L

3. 下列哪种情况属于低渗性脱水
    A. 主要是细胞内脱水　　　　　　B. 口渴明显
    C. 失水大于失钠　　　　　　　　D. 囟门、眼窝凹陷,外周循环衰竭较早出现
    E. 早期尿量减少

4. 低钾血症最早出现的临床表现是
    A. 四肢肌肉疲乏无力　　B. 呼吸肌麻痹　　　　　　C. 麻痹性肠梗阻
    D. 心律失常　　　　　　E. 嗜睡或昏迷

5. 高钾血症对下列哪一种器官的危害最大

A. 脑   B. 肝   C. 肾脏

D. 肺   E. 心脏

6. 低渗性脱水对机体最主要的影响是

 A. 酸中毒   B. 氮质血症   C. 循环衰竭

 D. 脑出血   E. 神经系统功能障碍

7. 低钾血症时可出现

 A. 正常性酸性尿   B. 正常性碱性尿   C. 反常性酸性尿

 D. 反常性碱性尿   E. 中性尿

8. 过量的胰岛素引起低血钾的机制是

 A. 醛固酮分泌过多,促进肾排钾增多

 B. 肾小管远端流速增多,使肾重吸收钾减少

 C. 细胞外钾向细胞内转移

 D. 钾摄入不足

 E. 腹泻导致失钾过多

9. 下列哪种因素不可能引起水肿

 A. 毛细血管流体静压↑   B. 组织液胶体渗透压↑

 C. 钠水潴留   D. 血浆胶体渗透压↓

 E. 淋巴回流↑

10. 皮下水肿组织的肉眼表现为

 A. 体积增大、重量增加、质地变硬

 B. 重量增加、颜色鲜红、弹性增加

 C. 皮肤肿胀、弹性降低,加压后出现凹陷

 D. 加压后有凹陷,压力解除立即恢复

 E. 以上都不对

11. 某患者在肿瘤切除手术后,局部出现水肿最可能是由于

 A. 局部损伤使血管通透性增高

 B. 失血使血浆胶体渗透压下降

 C. 局部淋巴切除致淋巴回流障碍

 D. 静脉淤血引起毛细血管内压增高

 E. 局部组织产生炎症性水肿

12. 以腹水为主要表现的水肿是

 A. 心性水肿   B. 肾性水肿   C. 肺水肿

 D. 肝性水肿   E. 脑水肿

13. 影响血浆胶体渗透压最重要的蛋白是

 A. 血浆清蛋白   B. 球蛋白   C. 纤维蛋白原

 D. 凝血酶原   E. 免疫球蛋白

14. 有关水肿,下列哪项是错误的

 A. 体液在组织间隙积聚过多

 B. 可分为全身性水肿和局限性水肿

 C. 体腔有液体积聚称积液

D. 也可分为皮下水肿、肺水肿、脑水肿等

E. 不是病理过程,而是疾病

15. 水肿时产生水钠潴留的基本机制是

A. 毛细血管有效流体静压增加

B. 有效胶体渗透压下降

C. 淋巴回流障碍

D. 毛细血管壁通透性升高

E. 肾小球-肾小管失平衡

16. 某患者术后禁食三天,仅从静脉输入大量的5%葡萄糖液维持机体需要,此患者最容易发生

A. 高血钾　　　　　　B. 低血钾　　　　　　C. 高血钠

D. 低血钠　　　　　　E. 低血钙

二、名词解释

1. 跨细胞液　2. 高渗性脱水　3. 低渗性脱水　4. 水中毒　5. 水肿　6. 凹陷性水肿　7. 低钾血症　8. 高钾血症

三、填空题

1. 高渗性脱水的特点是_____、_____和_____。

2. 高渗性脱水的补液原则是_____。

3. 低渗性脱水的特点是_____、_____、_____和_____。

4. 低渗性脱水主要表现为_____量减少,易发生_____;其中_____量减少更为明显,故出现明显的_____。

5. 低渗性脱水的治疗,原则上应给予_____。

6. 水中毒发生的主要原因是_____,故最易发生于_____时。

7. 水肿的发病机制主要是_____和_____。

8. 近曲小管重吸钠水增多的机制是_____和_____。

9. 导致远曲小管和集合管重吸收钠水增加的机制是_____和_____。

10. 机体对钾平衡的调节主要依靠两大机制,即_____和_____。

11. 引起低钾血症的三大原因是_____、_____和_____,其中最主要的原因是_____。

12. 高钾血症对机体的主要影响和威胁是_____。

四、问答题

1. 试述高渗性脱水对机体的影响及其机制。

2. 试述低渗性脱水对机体的影响及其机制。

3. 试述水中毒对机体的影响及其机制。

4. 长期使用利尿剂(除安体舒通、氨苯蝶啶外)的病人,为什么易发生低钾血症?

5. 低钾血症和严重高钾血症均可导致骨骼肌弛缓性麻痹,其机制有何异同?

6. 低钾血症和轻度高钾血症均可导致心肌兴奋性升高的机制是什么?

7. 在紧急处理高钾血症时,为什么常静注钙制剂和高张碱性含钠溶液(如5% NaHCO$_3$)?

【参考答案】

一、单项选择题

1. C　　2. A　　3. D　　4. A　　5. E　　6. C　　7. C　　8. C　　9. E　　10. C

11. C　　12. D　　13. A　　14. E　　15. E　　16. B

二、名词解释

1. 跨细胞液:是组织间液中的极少部分分布于一些密闭腔隙(关节囊、颅腔、胸腔、腹腔等)中,是由上皮细胞分泌产生的,为一特殊部分,也称第三间隙液。

2. 高渗性脱水:又称为低容量性高钠血症,其特点是失水多于失 Na^+,血清 Na^+ 浓度 > 150mmol/L,血浆渗透压 >310mmol/L,细胞外液量和细胞内液量均减少。

3. 低渗性脱水:又称为低容量性低钠血症,其特点是失 Na^+ 多于失水,血清 Na^+ 浓度 < 130mmol/L,血浆渗透压 <280mmol/L,伴有细胞外液量的减少。

4. 水中毒:又称为高容量性低钠血症,其特点是血清 Na^+ 浓度 <130mmol/L,血浆渗透压 <280mmol/L,是由于过多的水分在体内潴留造成细胞内、外液量都增多,并引起重要器官功能障碍。

5. 水肿:过多的液体在组织间隙或体腔内积聚称为水肿。

6. 凹陷性水肿:组织间隙中积聚的液体超过胶体网状物的吸附能力时,形成游离的液体,后者在组织间隙中具有高度的移动性,当液体积聚到一定量后,用手指按压该部位皮肤,游离液体便从按压点向周围散开,形成凹陷,称为凹陷性水肿,又称为显性水肿。

7. 低钾血症:低钾血症是指血清钾浓度低于3.5mmol/L。

8. 高钾血症:高钾血症是指血清钾浓度高于5.5mmol/L。

三、填空题

1. 失水多于失钠　血清钠浓度 >150mmol/L　血浆渗透压 >310mmol/L　细胞内　外液量均减少

2. 补水为主　适当补钠

3. 失 Na^+ 多于失水　血清 Na^+ 浓度 <130mmol/L　血浆渗透压 <280mmol/L　伴有细胞外液量减少

4. 细胞外液　休克　组织间液　脱水征

5. 等渗液(生理盐水)

6. 过多的低渗性体液在体内潴留　急性肾功能不全的病人而又输液不当

7. 血管内外液体交换平衡失调　体内外液体交换平衡失调(钠、水潴留)

8. 心房肽分泌减少　肾小球滤过分数增加

9. 醛固酮分泌增多　ADH 分泌增多

10. 肾的调节　钾的跨细胞转移

11. 钾摄入不足　钾丢失过多　钾的跨细胞分布异常　钾丢失过多

12. 各种心律失常(特别是致死性心律失常)

四、问答题

1. 答:①失水 >失钠,细胞外液高渗,通过渗透压感受器刺激中枢,引起口渴。

②细胞外液容量减少,渗透压升高,ADH 分泌增加,因而尿量减少,尿比重增高。

③细胞外液高渗,致使细胞内液向细胞外转移,使细胞脱水、皱缩,严重患者因颅骨与脑

皮质间的血管张力加大,可导致静脉破裂而出现局部脑出血和蛛网膜下腔出血。

④由于细胞内液向细胞外液转移以及醛固酮分泌增加,有助于血容量恢复,故血液浓缩及外周循环衰竭远比低容量性低钠血症为轻。

2. 答:①失钠>失水,细胞外液减少并处于低渗状态,水分从细胞外液向细胞内转移,致使细胞外液量进一步减少,易发生低容量性休克。

②血浆渗透压降低,无口渴感,早期 ADH 分泌减少,形成多尿和低比重尿,晚期血容量显著降低时,ADH 释放增多,出现少尿和尿比重升高。

③细胞外液低渗,水分向细胞内转移,血浆渗透压升高,组织间隙移入血管内,产生明显的失水体征。

④经肾失钠过多的患者,尿钠含量增加(>20mmol/L),肾外原因所致者,因低血容量致肾血流量减少而激活 RAAs,尿钠含量减少(<10mmol/L)。

3. 答:①水潴留使细胞外液量增加,血液稀释。

②细胞外液低渗,水分向细胞内转移,引起细胞内水肿。

③细胞内外液容量增大,易致颅内压升高,严重时引起脑疝。

④细胞外液低渗,ADH 释放减少,尿量增加(肾功能障碍者例外),尿比重降低。

4. 答:①利尿剂引起远端流速增加。

②利尿后血容量减少引起的继发性醛固酮分泌增多。

③利尿引起的氯缺失,后者使远端肾单位的钾分泌持续增多。

5. 答:①同——均使骨骼肌兴奋性降低。

②异——低钾血症为超极化阻滞;严重高钾血症为去极化阻滞。

6. 答:低钾血症时,心肌细胞膜对钾通透性降低,使膜电位负值减小,膜电位与阈电位距离减小,心肌兴奋性升高。轻度高钾血症时,膜内外钾浓度差减小,静息时钾外流减少,膜电位负值变小,膜处于部分去极化状态,故心肌兴奋性升高。

7. 答:其目的是为了对抗高 K^+ 的心肌毒性作用。

①钙制剂:细胞外 Ca^{2+} 浓度升高,使心肌细胞阈电位上移,有利于恢复心肌细胞的兴奋性;增加细胞膜内外 Ca^{2+} 浓度差,进入细胞内 Ca^{2+} 量增多,增强心肌收缩性。

②高张碱性含钠溶液:增加细胞膜内外 Na^+ 浓度差,0 期除极速度和幅度增加,有利于改善心肌传导性;碱性溶液注入后,促进 K^+ 转移入细胞内;此外高张溶液可起到暂时稀释作用。

(傅 珏)

第七章　酸碱平衡紊乱

【学习精要】

第一节　酸碱平衡的调节

一、酸、碱的概念及其来源

酸碱平衡是指在生理状态下,机体维持体液酸碱度相对稳定的过程。

1. 酸　是指在化学反应中凡能释放 H^+ 的物质称为酸,酸性物质主要通过体内代谢产生。

2. 碱　凡能接受 H^+ 的物质称为碱,碱性物质主要来自食物。

二、机体对酸碱平衡的调节

机体内环境的酸碱平衡主要依靠体液的缓冲作用、肺和肾的调节作用。

(一) 血液缓冲系统的调节

血液缓冲系统是由弱酸及其相对应缓冲碱所组成。血液中的缓冲系统主要有碳酸氢盐缓冲系统、磷酸盐缓冲系统、血浆蛋白缓冲系统、血红蛋白和氧合血红蛋白缓冲系统。

(二) 肺的调节

肺是通过改变肺通气量来控制挥发酸释放出的 CO_2 的排出量,使血浆 HCO_3^- 与 H_2CO_3 的浓度比维持正常而达到酸碱平衡。

(三) 肾的调节

肾脏通过排酸、保碱作用来调节血浆中 HCO_3^-/H_2CO_3 的比值,是维持体内酸碱平衡的一条重要途径。

(四) 组织细胞的缓冲

组织细胞的缓冲作用主要是通过细胞内外离子交换实现的。

第二节　酸碱平衡的常用指标及其意义

1. pH　是指溶液中 H^+ 浓度的负对数,其正常值为 7.35～7.45,平均值为 7.40。pH < 7.35 为失代偿性酸中毒,pH > 7.45 为失代偿性碱中毒。

2. 动脉血 CO_2 分压($PaCO_2$)　是血液中呈物理状态的 CO_2 分子产生的张力。$PaCO_2$ 是反映肺泡通气情况的重要指标,其正常值为 33 ~ 46mmHg(4.39 ~ 6.25kPa),平均值为 40mmHg(5.32kPa)。如 $PaCO_2$ >46mmHg,提示呼吸性酸中毒或代谢性碱中毒的代偿期;如 $PaCO_2$ <33mmHg,提示呼吸性碱中毒或代谢性酸中毒的代偿期。

3. 标准碳酸氢盐(SB)　是指全血在标准条件下,所测得的血浆 HCO_3^- 浓度。SB 是反映代谢性酸、碱平衡紊乱的重要指标,正常值为 22 ~ 27mmol/L,平均值为 24mmol/L。代谢性酸中毒时 SB 降低,代谢性碱中毒时则 SB 升高。

4. 实际碳酸氢盐(AB)　是指隔绝空气的血标本在实际条件下测得的血浆 HCO_3^- 浓度。正常情况下 AB = SB。AB > SB,提示呼吸性酸中毒;AB < SB,则提示呼吸性碱中毒。两者数值均高表明有代谢性碱中毒,两者数值均低表明有代谢性酸中毒。

5. 缓冲碱(BB)　是指血液中一切具有缓冲作用的负离子的总和,缓冲碱也是反映代谢因素的指标。其正常值为 45 ~ 55mmol/L。代谢性酸中毒时 BB 减少,而代谢性碱中毒时 BB 升高。

6. 碱剩余(BE)　是指在标准条件下,用酸或碱滴定 1L 全血或血浆至 pH 7.40 时所需的酸或碱的量,也是反映代谢因素的指标,正常值为 0 ± 3mmol/L。

第三节　单纯型酸碱平衡紊乱

单一的代谢因素或呼吸因素引起酸碱平衡紊乱称为单纯性酸碱平衡紊乱。

单纯性酸碱平衡紊乱可分为代谢性酸中毒、呼吸性酸中毒、代谢性碱中毒和呼吸性碱中毒。

一、代谢性酸中毒

代谢性酸中毒可分为 AG 增高型和 AG 正常型两类。主要见于严重腹泻等引起 HCO_3^- 直接丢失,或乳酸、酮症、水杨酸等酸中毒时使 HCO_3^- 缓冲丢失等。血气特点为 AB、SB、BB、$PaCO_2$ 下降,AB < SB。病人心血管系统异常常表现为心律失常、心肌收缩力减弱及血管对儿茶酚胺的反应性降低;中枢神经系统异常主要因抑制性神经递质 r-氨基丁酸生成增多和脑组织生物氧化酶类的活性受抑制。

二、呼吸性酸中毒

呼吸性酸中毒主要见于呼吸中枢抑制、呼吸肌麻痹、呼吸道阻塞、胸廓和肺部病变等引起的肺泡通气减弱。可分为急性和慢性两类。组织细胞缓冲是急性呼吸性酸中毒时机体的主要代偿方式,肾代偿是慢性呼吸性酸中毒时机体的主要代偿方式。通常有 $PaCO_2$ 增高,pH 减低,AB、SB、BB 增高,AB > SB,BE 正值加大。

三、代谢性碱中毒

代谢性碱中毒主要见于剧烈呕吐、盐皮质激素过多和有效循环血量不足引起的 H^+ 丢失过多;HCO_3^- 过量负荷、缺钾等也是常见原因。代谢性碱中毒可分为盐水反应性和盐水抵抗性两类。患者 pH、$PaCO_2$、AB、SB 和 BB 都升高,BE 正值增大,AB < SB。代谢性碱中毒时 γ-氨基丁酸生成增多、氧解离曲线左移,脑组织缺氧,中枢紊乱;游离钙减少,神经肌肉兴奋性增高;患者常有低钾血症。

四、呼吸性碱中毒

呼吸性碱中毒主要见于各种原因引起的肺通气过度。血气特点为 pH 增高,$PaCO_2$、AB、SB、BB 均下降,AB < SB,BE 负值增大。

第四节　混合型酸碱平衡紊乱

混合型酸碱平衡紊乱是指同时发生两种或两种以上的单纯性酸碱平衡紊乱。包括二重酸碱平衡紊乱及三重酸碱平衡紊乱。二重性酸碱平衡紊乱有酸碱一致性和酸碱混合性即相加型(呼酸 + 代酸,呼碱 + 代碱)与相消型(呼酸 + 代碱,呼碱 + 代酸,代酸 + 代碱)之分;三重性混合型酸碱平衡紊乱只有两种类型,即呼吸性酸中毒合并代谢性酸中毒及代谢性碱中毒,呼吸性碱中毒合并代谢性酸中毒及代谢性碱中毒。

【测试题】

一、单项选择题:

1. 机体在分解代谢过程中产生的最多的酸性物质是
    A. 碳酸　　　　　　　　B. 乳酸　　　　　　　　C. 丙酮酸
    D. 磷酸　　　　　　　　E. 硫酸

2. 判断酸碱平衡紊乱是否为代偿性的主要指标是
    A. 标准碳酸氢盐　　　　B. 实际碳酸氢盐　　　　C. pH
    D. 动脉血二氧化碳分压　E. BE

3. 对血浆 pH 值具有决定作用的缓冲系统是
    A. 磷酸盐缓冲系统　　　B. 碳酸氢盐酸缓冲系统　C. 血红蛋白缓冲系统
    D. 蛋白质缓冲系统　　　E. 氧合血红蛋白缓冲系统

4. 测定 AG 有利于区分不同类型的
    A. 代谢性酸中毒　　　　B. 代谢性碱中毒　　　　C. 呼吸性酸中毒
    D. 呼吸性碱中毒　　　　E. 双重性酸碱平衡紊乱

5. 在代谢性酸中毒原因中,下列哪一项是错误的
    A. 高热　　　　　　　　B. 休克　　　　　　　　C. 长期禁食
    D. 持续大量呕吐　　　　E. 急性肾功能衰竭

6. 代谢性酸中毒时肾的主要代偿方式是
    A. 泌 H^+、泌 NH_3 及重吸收 HCO_3^- 减少
    B. 泌 H^+、泌 NH_3 及重吸收 HCO_3^- 增加
    C. 泌 H^+、泌 NH_3 增加,重吸收 HCO_3^- 减少
    D. 泌 H^+、泌 NH_3 减少,重吸收 HCO_3^- 增加
    E. 泌 H^+、泌 NH_3 不变,重吸收 HCO_3^- 增加

7. 急性代谢性酸中毒时,机体最主要的代偿方式是
    A. 细胞外液缓冲　　　　B. 呼吸代偿　　　　　　C. 细胞内缓冲
    D. 肾脏代偿　　　　　　E. 骨骼代偿

8. 下述哪项原因可引起 AG 正常型代谢性酸中毒
   A. 糖尿病   B. 休克   C. 轻度肾功能衰竭
   D. 严重饥饿   E. 水杨酸类药物中毒

9. 代谢性酸中毒时过度通气可产生
   A. 水肿   B. 水中毒   C. 低渗性脱水
   D. 呼吸性碱中毒   E. 等渗性脱水

10. 轻度或中度肾功能衰竭引起代谢性酸中毒的主要发病环节是
    A. 肾小球滤过率明显减少   B. 肾小管泌 NH_3 能力增强
    C. 肾小管泌 H^+ 减少   D. 碳酸酐酶活性增加
    E. 重吸收 HCO_3^- 增加

11. 治疗代谢性酸中毒的首选药物是
    A. 乳酸钠   B. 三羟甲基氨基甲烷   C. 碳酸氢二钠
    D. 碳酸氢钠   E. 枸橼酸钠

12. 下列哪一项不是呼吸性酸中毒病因
    A. 呼吸中枢及呼吸肌麻痹   B. 气道阻塞
    C. 肺部疾患通气障碍   D. 肺泡弥散障碍
    E. 通风不良

13. 急性呼吸性酸中毒的主要代偿方式是
    A. 血液缓冲   B. 肺排出 CO_2 增多   C. 肾脏泌 H^+ 增多
    D. 肾脏泌 NH_4^+ 增多   E. 细胞内外离子交换缓冲

14. 急性呼吸性酸中毒时,可以出现
    A. SB 增大   B. AB 减少   C. SB > AB
    D. SB < AB   E. SB = AB

15. 急性呼吸性酸中毒时,下述哪项不能发挥代偿作用
    A. 磷酸盐缓冲系统   B. 血红蛋白缓冲系统   C. 细胞内、外离子交
    D. 肾   E. 血浆蛋白缓冲系统

16. 呼吸性酸中毒时,造成中枢神经系统功能障碍的主要原因是
    A. 低氧血症   B. 高碳酸血症   C. 低磷酸血症
    D. 高氯血症   E. 高钾血症

17. 慢性呼吸性酸中毒时,下述哪项不能发挥代偿作用
    A. 血红蛋白缓冲系统   B. 肾   C. 细胞内、外离子交换
    D. 肺   E. 血浆蛋白缓冲系统

18. 慢性呼吸性酸中毒时,机体的主要代偿方式是
    A. 血浆 HCO_3^- 缓冲系统   B. 增加肺泡通气量
    C. 细胞内、外离子交换   D. 血红蛋白缓冲系统
    E. 肾小管泌 H^+ 增加,重吸收 HCO_3^- 增加

19. 失代偿性呼吸性酸中毒时,(　　)的功能障碍最明显
    A. 中枢神经系统   B. 心血管系统   C. 泌尿系统
    D. 运动系统   E. 血液系统

20. 纠正呼吸性酸中毒的最根本措施是

A. 吸氧　　　　　　　B. 改善肺泡通气量　　　　C. 给予 NaHCO₃

D. 抗感染　　　　　　E. 给予乳酸钠

21. 关于机体对代谢性碱中毒的代偿调节错误的是

A. 体液中增多的 OH⁻ 被缓冲系统的弱酸缓冲

B. 细胞内外 H⁺ – K⁺ 交换增强,继发低钾血症

C. 呼吸中枢抑制造成 $PaCO_2$ 升高,可迅速达到完全代偿

D. 肾小管泌 H⁺、泌 NH₄⁺ 及重吸收 HCO₃⁻ 的功能

E. 肾的调节作用缓慢,3～5 天才能达到代偿高峰

22. 严重的代谢性碱中毒时,病人出现中枢神经系统功能障碍主要由于

A. 脑内 H⁺ 含量增高　　　　　B. 脑内儿茶酚胺含量增高

C. 脑血流量减少　　　　　　　D. 脑内 γ- 氨基丁酸含量减少

E. 脑内谷氨酸脱羧酶活性升高

23. 下列哪种情况不会引起代谢性碱中毒

A. 剧烈呕吐　　　　　　B. 低钾　　　　　　C. 低氯

D. 醛固酮不足　　　　　E. 胃液引流

24. 碱中毒时出现手足搐搦的主要原因是

A. 血钠降低　　　　　　B. 血钾降低　　　　　C. 血镁降低

D. 血钙降低　　　　　　E. 血磷降低

25. 代谢性碱中毒时机体的代偿方式是

A. 肺泡通气量增加　　　　　　B. 细胞外 H⁺ 移入细胞内

C. 细胞内 K⁺ 外移　　　　　　D. 肾小管重吸收 HCO₃⁻ 增加

E. 肾小管泌 H⁺、泌 NH₃ 减少

26. 代谢性碱中毒常可引起低血钾,其原因是

A. K⁺ 摄入减少

B. 细胞外液量增多使血钾稀释

C. 细胞外 H⁺ 与细胞内 K⁺ 交换增加

D. 消化道排 K⁺ 增加

E. 肾排 K⁺ 增加

27. 急性呼吸性碱中毒的血气参数变化是

A. $PaCO_2$ 降低,BB 增高　　　　B. $PaCO_2$ 降低,AB = SB

C. $PaCO_2$ 降低,BE 负值减少　　D. $PaCO_2$ 降低,AB < SB

E. $PaCO_2$ 降低,AB > SB

28. 机体对慢性呼吸性碱中毒的主要代偿方式是

A. 促使血浆 HCO₃⁻ 大量进入红细胞

B. 增强细胞内、外 H⁺-Na⁺ 交换

C. 抑制肾小管泌 H⁺、泌 NH₄⁺ 及重吸收 HCO₃⁻ 的功能

D. 致使呼吸中枢抑制 CO₂ 排出减少

E. 通过蛋白质缓冲系统缓冲进入细胞的 H⁺

29. 引起呼吸性碱中毒的原因是

A. 吸入 CO₂ 过少　　　B. 输入 NaHCO₃ 过多　　　C. 肺泡通气量减少

D. 输入库存血　　　　　　　E. 呼吸中枢兴奋,肺通气量增大

30. 慢性呼吸性碱中毒时机体的主要代偿方式是
    A. 分解代谢加强,生成 CO_2 增多　　　B. 肺泡通气量降低
    C. H^+ 向细胞内转移　　　　　　D. 肾小管泌 H^+、重吸收 HCO_3^- 减少
    E. 血浆钙离子向细胞内转移

31. 当有效循环血容量减少时,肾小管上皮细胞
    A. 泌 H^+ 增加,泌 K^+ 增加　　　　B. 泌 H^+ 减少,泌 NH_3 减少
    C. 泌 K^+ 减少,重吸收 Na^+ 减少　　D. 泌 K^+ 增加,重吸收 HCO_3^- 减少
    E. 泌 NH_3 增加,泌 Na^+ 增加

32. 急性呼吸性碱中毒时,酸碱平衡指标的变化是
    A. $PaCO_2$ 升高,AB 升高　　　　B. $PaCO_2$ 降低,AB > SB
    C. $PaCO_2$ 升高,SB 无明显变化　　D. $PaCO_2$ 降低,AB < SB
    E. $PaCO_2$ 降低,SB 降低

33. 呼吸性酸中毒合并代谢性酸中毒通常不会发生在
    A. 急性肺水肿　　　　　　　　B. 一氧化碳中毒
    C. 心跳呼吸骤停　　　　　　　D. 慢性阻塞性肺疾患伴严重缺氧
    E. 败血症伴剧烈呕吐

34. 代谢性酸中毒合并呼吸性碱中毒的血气参数变化特点是
    A. pH 变化不大　　　　B. $PaCO_2$ 略高　　　C. HCO_3^- 变化不大
    D. pH 明显降低　　　　E. $PaCO_2$ 与 HCO_3^- 显著增高

35. 在混合型酸碱平衡紊乱中不可能出现的类型是
    A. 呼吸性酸中毒合并代谢性酸中毒
    B. 呼吸性碱中毒合并代谢性碱中毒
    C. 呼吸性酸中毒合并代谢性碱中毒
    D. 呼吸性酸中毒合并呼吸性碱中毒
    E. 代谢性酸中毒合并代谢性酸中毒

二、名词解释
1. 固定酸　2. 缓冲碱　3. 酸碱平衡紊乱　4. 代谢性酸中毒　5. 反常性酸性尿
6. 呼吸性碱中毒　7. 混合型酸碱平衡紊乱

三、填空题

1. 血液 pH 的正常取决于_____与_____的浓度比为_____。
2. 血浆缓冲系统可以缓冲所有的_____,其中以_____最重要。
3. 机体酸碱平衡的维持是靠_____、_____、_____、_____的调节来完成的。
4. 挥发酸的缓冲主要靠_____,特别是_____和_____缓冲。
5. 体液缓冲系统主要是由_____缓冲对、_____缓冲对、_____缓冲对和_____缓冲对组成的。
6. $PaCO_2$ 是反映_____的主要指标,正常值为_____,平均值为_____。

7. 代谢性酸中毒时,AB、SB、BB 值均 ＿＿＿＿＿＿＿＿＿＿＿＿＿＿,BE 负值 ＿＿＿＿＿＿＿＿＿＿＿＿＿＿,pH ＿＿＿＿＿＿＿＿＿＿,PaCO₂ 继发性 ＿＿＿＿＿＿＿＿＿＿,AB ＿＿＿＿＿＿＿＿＿＿ SB。

8. 在代谢性酸中毒时,肾通过 ＿＿＿＿＿＿＿＿＿＿ 及 ＿＿＿＿＿＿＿＿＿＿,使 HCO_3^- 在细胞外液的浓度有所恢复。

9. 各种原因引起呼吸性酸中毒的主要机制是 ＿＿＿＿＿＿＿＿＿＿,引起呼吸性碱中毒的基本机制是 ＿＿＿＿＿＿＿＿＿＿。

10. 高钾血症引起的代谢性酸中毒,排 ＿＿＿＿＿＿＿＿＿＿ 尿,低钾血症引起的代谢性碱中毒,排 ＿＿＿＿＿＿＿＿＿＿ 尿。

11. 纠正代谢性酸中毒可选用的药物常有 ＿＿＿＿＿＿＿＿＿＿、＿＿＿＿＿＿＿＿＿＿ 和 ＿＿＿＿＿＿＿＿＿＿。

12. 急性呼吸性酸中毒时机体的主要代偿措施是 ＿＿＿＿＿＿＿＿＿＿;慢性呼吸性酸中毒时,机体的主要代偿措施是 ＿＿＿＿＿＿＿＿＿＿。

13. 慢性呼吸性酸中毒一般是指持续 ＿＿＿＿＿＿＿＿＿＿ 以上的 CO_2 潴留,以 ＿＿＿＿＿＿＿＿＿＿ 原发性升高为特征。

14. 代谢性碱中毒时,脑内 γ-氨基丁酸含量 ＿＿＿＿＿＿＿＿＿＿,对中枢神经系统的 ＿＿＿＿＿＿＿＿＿＿ 作用减弱。

15. 急性呼吸性碱中毒时,机体的主要代偿方式是 ＿＿＿＿＿＿＿＿＿＿;慢性呼吸性碱中毒时,机体的主要代偿方式是 ＿＿＿＿＿＿＿＿＿＿。

四、问答题

1. 简述肾在调节酸碱平衡中的作用?
2. 试述引起代谢性酸中毒的原因及其血气分析参数的变化?
3. 慢性阻塞性肺疾患病人常发生何种酸碱失衡?其血气分析参数有何变化?
4. 幽门梗阻病人为什么易发生代谢性碱中毒?
5. 在各种单纯性酸碱失衡中血浆中 HCO_3^- 浓度有何变化?

【参考答案】

一、单项选择题

1. A	2. C	3. B	4. A	5. D	6. B	7. B	8. C	9. D	10. C
11. D	12. D	13. E	14. D	15. D	16. B	17. D	18. E	19. A	20. B
21. C	22. D	23. D	24. D	25. E	26. E	27. D	28. C	29. E	30. D
31. B	32. D	33. E	34. A	35. E					

二、名词解释

1. 固定酸:指不能变成气体经肺呼出,而只能通过肾随尿排出的酸性物质。

2. 缓冲碱:是指血液中一切具有缓冲作用的负离子的总和。

3. 酸碱平衡紊乱:是指在病理情况下,机体酸性或碱性物质的量发生变化(过多或过少),超过了机体的调节能力,或调节功能发生障碍,使血浆 pH 值超过正常范围,导致机体内环境稳态破坏。

4. 代谢性酸中毒:是指血浆内 HCO_3^- 原发性减少或 H^+ 增加而导致的血液 pH 下降。

5. 反常性酸性尿:碱中毒时尿液一般呈碱性,但在缺钾等引起的代谢性碱中毒时,在远曲小管因 Na^+-H^+ 交换加强,导致肾泌 H^+ 增多,故尿呈酸性,称之为反常性酸性尿。

6. 呼吸性碱中毒:是指肺通气过度引起的血浆 H_2CO_3 浓度原发性减少,使 $PaCO_2$ 降低而导致的血液中 pH 升高。

7. 混合型酸碱平衡紊乱:是指同时发生两种或两种以上的单纯性酸碱平衡紊乱。

三、填空题

1. $[HCO_3^-]$ $[H_2CO_3]$ 20:1

2. 固定酸 碳酸氢盐缓冲系统

3. 缓冲系统 肺的调节 肾的调节 组织细胞

4. 非碳酸氢盐缓冲系统 Hb 缓冲系统 HbO_2 缓冲系统

5. HCO_3^-/H_2CO_3 $HPO_4^{2-}/H_2PO_4^-$ Pr^-/HPr Hb^-/HHb

6. 呼吸性酸碱平衡紊乱 33~46mmHg(4.39~6.25kPa) 40mmHg(5.32kPa)

7. 降低 加大 下降 下降 <

8. 加强泌 H^+、泌 NH_4^+ 回收 HCO_3^-

9. 肺通气障碍 肺通气过度

10. 反常性碱性 反常性酸性

11. 碳酸氢钠 乳酸钠 三羟甲基氨基甲烷(THAM)

12. 细胞内外离子交换和细胞内缓冲 肾脏

13. 24 小时 $[H_2CO_3]$

14. 减少 抑制

15. 细胞内外离子交换和细胞内缓冲 肾脏

四、问答题

1. 答:肾脏可以将体内的酸转化为铵盐和磷酸盐随尿液排出体外,同时还能补充血液中消耗掉的 HCO_3^-,所以肾具有排酸和保碱的双重作用。通过肾脏的排酸、保碱作用调节血浆中 HCO_3^-/H_2CO_3 的比值,是维持体内酸碱平衡的一条重要途径。当血浆中 HCO_3^- 浓度降低时,肾脏加强酸性物质(H^+)的排出和加快 HCO_3^- 的重吸收,尽量使血 HCO_3^- 浓度恢复正常;反之,肾脏排酸、重吸收碱的作用均降低。

2. 答:固定酸产生过多、固定酸排泄障碍、HCO_3^- 丢失过多、高血钾、外源性固定酸摄入过多均可引起代谢性酸中毒。代谢性酸中毒的血气分析变化为:HCO_3^- 原发性降低,AB、SB、BB 值均降低,AB < SB,BE 负值增大,pH 下降,通过呼吸代偿,$PaCO_2$ 继发性下降。

3. 答:慢性阻塞性肺疾患病人常发生慢性呼吸性酸中毒,其血气分析参数变化为:$PaCO_2$ 原发性增高,pH 降低,通过肾代偿后,SB、AB、BB 值均升高,AB > SB,BE 正值增大。

4. 答:呕吐是幽门梗阻病人的主要表现,由于频繁呕吐,病人容易丢失 H^+、K^+、CL^-,造成细胞外液容量减少,激活肾素-血管紧张素-醛固酮系统,醛固酮增多可刺激集合管泌氢细胞,促进排 H^+;同时还可使肾脏排 K^+ 和重吸收 Na^+ 增多而导致碱中毒。

5. 答:代谢性酸中毒时,血浆中 HCO_3^- 原发性降低,代谢性碱中毒时,血浆中 HCO_3^- 原发性升高;慢性呼吸性酸中毒时,血浆中 HCO_3^- 呈代偿性升高,慢性呼吸性碱中毒时,血浆 HCO_3^- 则呈代偿性降低。

(杨 燕)

第八章 发 热

【学习精要】

发热是在致热原作用下使体温调定点上移而引起的调节性体温升高。体温升高在生理情况和病理状况下均可出现。病理性体温升高分为调节性体温升高和非调节性体温升高。发热是由于调定点上移,体温调节在高水平上进行,故发热属调节性体温升高。非调节性体温升高是调定点并未发生移动,而是由于体温调节障碍(如下丘脑出血损伤)或散热障碍(如先天性汗腺缺陷症、中暑)及产热器官功能异常(甲亢)等,体温调节机构不能将体温控制在与调定点相适应的水平上,故把这类体温升高称为过热。

第一节 发热的原因

引起人体或实验动物发热的物质称为致热原,包括发热激活物和内生致热原。

1. 发热激活物

能激活体内产内生致热原细胞产生和释放内生致热原,引起体温升高的物质。包括体外的致热物质(主要是引起感染性发热的各种病原体或其他产物)和体内产物(抗原-抗体复合物、类固醇等)。

2. 内生致热原

是指产内生致热原细胞在发热激活物作用下,产生和释放的能引起体温升高的物质。主要有白细胞介素-1、肿瘤坏死因子(TNF)、干扰素(IFN)、白细胞介素-6、巨噬细胞炎症蛋白-1。

第二节 发热的体温调节机制

1. 体温调节中枢

整个中枢神经系统都存在参与调节体温的神经元,视前区-下丘脑前部是最重要的体温调节中枢,对来自外周和深部温度信息起综合作用。

2. 致热信号传入中枢的途径

致热信号传入中枢的途径有:①EP 通过血脑屏障转送入脑,也可经脉络丛部位渗入脑,通过脑脊液循环到 POAH;②EP 通过终板血管器作用于体温调节中枢;③EP 通过迷走神经向体温调节中枢传递发热信号。

3. 发热中枢调节介质

发热中枢间质可分为正调节介质和负调节介质。正调节介质有前列腺素 E、Na^+/Ca^{2+}

比值、环磷酸腺苷、促肾上腺皮质激素、一氧化氮等使体温升高的作用。负调节介质：精氨酸加压素、黑素细胞刺激素、脂皮质蛋白-1对体温升高有限制作用。

4. 体温调节

内生致热原（EP）细胞在发热激活物作用下产生和释放EP，引起中枢发热介质释放，作用于相应的神经元，使调定点上移（正常设定值37℃左右）。调定点高于中心温度，体温调节中枢对产热和散热进行调整，体温升高到与调定点相适应的水平。

第三节 发热的分期和分型

1. 发热的分期

发热的经过分为三个时相：体温上升期、高热持续期、体温下降期。

体温上升期（寒战期）：产热增多，散热减少。

高温持续期（高热稽留期）：产热增多，散热增多，产热≈散热。

体温下降期：散热＞产热。

2. 热型

有很多发热性疾病有其独特的热型，如稽留热、弛张热、间歇热等。

第四节 机体物质代谢和功能的变化

一、代 谢 变 化

体温升高1℃，基础代谢率约升高13%。

1. 糖代谢

肝糖原和肌糖原分解及糖异生作用加强，可引起血糖增高，病人出现糖尿，糖原储备减少。葡萄糖分解加强，氧相对不足，使无氧酵解增强，血中乳酸增加。

2. 脂肪代谢

脂肪分解增加，患者可出现酮血症和酮尿。长期发热，体内脂肪消耗，病人日渐消瘦。

3. 蛋白质代谢

加强，血浆蛋白减少并出现氮质血症，尿氮增加。此时未能及时补充足够的蛋白质，机体呈负氮平衡。机体抵抗力下降，组织修复能力降低。

除此之外，维生素、水电解质的代谢、酸碱代谢等会发生改变。

二、功 能 改 变

1. 中枢神经系统

发热时病人感不适、头痛、头昏、嗜睡。高热惊厥多发生于6个月至4岁幼儿，通常24小时内出现，幼儿大脑皮质发育不全可能是易导致高热惊厥的主要原因。

2. 免疫系统发热时免疫功能总体是增强的，但持续高热可造成免疫系统功能紊乱。

3. 循环系统

发热时，体温每上升1℃，心率约增加18次/分。在一定限度内心率增加可提高心排血量；但心率太快心排血量反而不降，且加重心肌负荷，可导致心力衰竭的发生。在体温上升期,血压轻度升高。高温持续期和体温下降期,血压可轻度下降,少数患者因大汗而致虚脱,甚至循环衰竭。

4. 呼吸系统

发热时,病人可表现出呼吸加快、加深。

5. 消化系统

发热时患者常出现消化系统功能异常。患者出现口干、食欲不振、恶心呕吐、便秘、鼓胀等症状。

6. 泌尿系统

发热时,尤其是体温上升期,患者尿量常减少,尿比重增高。体温下降期尿量可逐渐增多,尿比重回降。

第五节 预 防 原 则

1. 积极预防病因 治疗原发病,清除致热原。

2. 一般处理降温 酒精擦浴;冰块降温;合理使用降温药。

3. 一般发热的病人对症治疗,补充足够的水、维生素等;高热(>40℃)、心脏病病人、妊娠期女性应及早解热。

【测试题】

一、单项选择题

1. 关于发热的叙述,下列哪项是最正确的
   A. 体温超过正常值0.5℃
   B. 产热过程超过散热过程
   C. 是临床上常见疾病
   D. 由体温调节中枢调定点上移引起
   E. 由体温调节中枢调节功能障碍引起

2. 下述哪种情况的体温升高属于过热
   A. 妇女月经前期
   B. 妇女妊娠期
   C. 剧烈运动后
   D. 中暑
   E. 流行性感冒

3. 不产生内生致热原的细胞是
   A. 单核细胞
   B. 巨噬细胞
   C. 心肌细胞
   D. 内皮细胞
   E. 星状细胞

4. 下述哪种不属于内生致热原
   A. IL-1
   B. 干扰素
   C. 5-羟色胺
   D. 肿瘤坏死因子
   E. 巨噬细胞炎症蛋白-1

5. 输液反应出现的发热其产生原因多数是由于
   A. 变态反应
   B. 药物的毒性反应
   C. 外毒素污染
   D. 内毒素污染
   E. 霉菌污染

6. 下述哪项为发热中枢介质
   A. 内毒素
   B. 前列腺素 E
   C. 干扰素
   D. 肿瘤坏死因子
   E. 类固醇

7. 体温上升期热代谢特点是

A. 散热减少,产热增加,体温↑

B. 产热与散热在高水平上相对平衡,体温保持高水平

C. 产热减少,散热增加,体温↑

D. 产热减少,散热增加,体温↓

E. 散热减少,产热增加,体温保持高水平

8. 高热持续期热代谢特点是

A. 散热减少,产热增加,体温↑

B. 产热与散热在高水平上相对平衡,体温保持高水平

C. 产热减少,散热增加,体温↑

D. 产热减少,散热增加,体温↓

E. 散热减少,产热增加,体温保持高水平

9. 急性发热或体温上升期

A. 交感神经兴奋,心率加快,外周血管收缩,血压上升

B. 交感神经兴奋,心率加快,外周血管舒张,血压下降

C. 迷走神经兴奋,心率减慢,外周血管舒张,血压下降

D. 迷走神经兴奋,心率减慢,外周血管收缩,血压上升

E. 交感神经兴奋,心率加快,外周血管舒张,血压上升

10. 下述哪项属于发热激活物

A. 干扰素　　　　　B. 肿瘤坏死因子　　　　C. 巨噬细胞炎症蛋白-1

D. 内毒素　　　　　E. 白细胞致热原

11. 体温调节中枢的高级部位是

A. 延髓　　　　　　B. 脑桥　　　　　　　　C. 中脑

D. 视前区-下丘脑前部　　E. 脊髓

12. 体温每升高1℃,心率增加

A. 5 次/分　　　　　B. 18 次/分　　　　　　C. 20 次/分

D. 30 次/分　　　　　E. 40 次/分

13. 发热患者的体温上升期和高热持续期出现

A. 排尿增多,水、钠、镁排出增多

B. 排尿增多,水、钠、钙排出增多

C. 排尿减少,水、钠、钙潴留

D. 排尿减少,水、钠、镁潴留

E. 排尿减少,水、钠、氯潴留

14. 发热时体温每升高1℃,基础代谢率一般提高

A. 3%　　　　　　　B. 13%　　　　　　　　C. 23%

D. 33%　　　　　　　E. 43%

15. 体温上升期时皮肤出现"鸡皮疙瘩"是由于

A. 皮肤血管收缩　　B. 皮肤血管扩张　　　　C. 竖毛肌收缩

D. 竖毛肌舒张　　　E. 寒战中枢兴奋

二、名词解释

1. 发热

2. 内生致热原

3. 发热激活物

三、填空题

1. 发热是致热原的作用使体温调节中枢的_____而引起的_____体温升高。

2. 病理性体温升高有_____和_____两种。

3. 发热是由发热激活物作用于机体,激活_____细胞产生和释放_____,再经一些后继环节引起体温升高。

4. 发热的体温上升期,体温调节中枢调定点_____,热代谢的特点是产热_____散热。

5. 发热中枢介质可分为_____和_____两类。

四、问答题

1. 体温升高是否等于发热?为什么?

2. 简述发热时物质代谢的变化有哪些?

3. 在发热的机理中,外致热原和内生致热原各起什么作用?

【参考答案】

一、单项选择题

1. D   2. D   3. C   4. C   5. D   6. B   7. A   8. B   9. A   10. D

11. D   12. B   13. E   14. B   15. C

二、名词解释

1. 发热:机体在致热原的作用下,体温调节中枢的体温调定点上移而引起调节性体温升高的全身病理过程。

2. 内生致热原:是指产内生致热原细胞在发热激活物作用下,产生和释放的能引起体温升高的物质。

3. 发热激活物:是指能激活体内产内生致热原细胞产生和释放内生致热原,引起体温升高的物质。

三、填空题

1. 调定点上移　调节性

2. 发热　过热

3. 产内生致热原　内生致热原

4. 上移　大于

5. 正调节介质　负调节介质

四、问答题

1. 答:体温上升不等于是发热。因为体温升高有生理性体温升高和病理性体温升高,而病理性体温升高又包括发热和过热。

2. 答:发热时三大营养物质的代谢增强。

①肝、肌糖原大量分解和糖异生作用加强,引起血糖升高和尿糖;无氧酵解增强,乳酸增加而 ATP 生成减少。②大量脂肪分解并氧化不全,(由于体内糖原减少)出现酮体堆积和尿酮;长期发热者日渐消瘦。③蛋白质大量分解,长期发热可致低血浆蛋白、氮质血症

和负氮平衡。④维生素 C 和 B 缺乏(摄入↓和消耗↑);⑤出现代谢性酸中毒;脱水;低钾血症。

3. 答:①外致热原主要是激活产内生致热原细胞,使之产生和释放内生致热原。②内生致热原能通过血脑屏障进入脑内,作用于下丘脑体温调节中枢,通过中间环节,导致调定点上移。

(徐 娟)

第九章 弥散性血管内凝血

【学习精要】

弥散性血管内凝血（DIC）是指在某些致病因子作用下凝血因子或血小板被激活，大量促凝物质入血，从而引起一个以凝血功能障碍为主要特征的病理过程。本质是凝血功能障碍，机体从高凝状态转为低凝状态。

第一节 弥散性血管内凝血的常见原因和发病机制

一、引起弥散性血管内凝血原因

最常见的原因是感染性疾病，其次为恶性肿瘤、产科意外、大手术和广泛组织创伤。

二、弥散性血管内凝血的发病机制

由于各种促凝物质入血，激活内、外源性的凝血系统，使血液凝固性增加，同时消耗大量凝血因子并继发纤溶亢进（FDP 形成），使血液凝固性降低。

1. 广泛的组织损伤，激活外源性凝血系统　组织广泛损伤后释放的组织因子激活外源性凝血系统，导致 DIC 发生。常见于严重的创伤、烧伤、大手术和产科意外等引起的组织损伤；癌组织的坏死或广泛的血道转移；白血病放、化疗后所致白血病细胞大量破坏等。

2. 血管内皮细胞损伤，凝血、抗凝血调控失调　血管内皮细胞损伤后释放组织因子，启动外源性凝血系统；同时由于胶原暴露，激活凝血因子Ⅻ，启动内源性凝血系统；损伤的血管内皮细胞可使抗凝作用降低、血小板的黏附和聚集能力增高、纤溶活性降低等，促进 DIC 的发生和发展。

3. 血细胞大量破坏，激活血小板　红细胞大量破坏可释放 ADP，促进血小板黏附聚集，导致凝血，红细胞膜磷脂浓缩局限Ⅶ、Ⅸ、Ⅹ及凝血酶原等凝血因子，促进 DIC 的发生；白细胞大量破坏释放大量组织因子样物质，激活外源性凝血系统，启动凝血过程，促进 DIC 的发生；血小板的激活、黏附、聚集在血液凝固过程中起重要作用，促进 DIC 的发生、发展。

4. 促凝物质入血　一些促凝物质如胰蛋白酶、蜂毒或蛇毒、恶性肿瘤细胞可分泌的促凝物质参与凝血过程，引起 DIC。

第二节　影响弥散性血管内凝血发生发展的因素

一、单核巨噬细胞系统功能受损

单核巨噬细胞系统功能障碍或吞噬大量的其他物质时,单核巨噬细胞吞噬功能封闭,可促进 DIC 的发生。

二、肝功能严重障碍

肝功能严重障碍时,可使凝血、抗凝、纤溶平衡紊乱,加剧和促进 DIC 的发生。

三、血液高凝状态

处于原发性高凝状态(如遗传性 AT-Ⅲ、PC、PS 缺乏症,或 FV 结构异常引起的 PC 抵抗症等)及继发性高凝状态(如肾病综合征、恶性肿瘤、白血病、妊娠中毒症等)的病人,更容易发生 DIC。

四、微循环障碍

休克引起微循环严重障碍时,血液淤滞和浓缩,血小板黏附、聚集,缺血缺氧导致酸中毒及血管内皮细胞损伤,有利于 DIC 的发生。

第三节　弥散性血管内凝血的分期

一、高　凝　期

微循环内形成大量微血栓,血液呈高凝状态,部分病人可无明显临床表现。实验室检查:血液凝固时间明显缩短,血小板粘附性增加。

二、消耗性低凝期

消耗了大量的凝血因子和血小板,此时也可发生继发性纤溶系统激活,使血液处于低凝状态,病人表现为不同程度的出血。实验室检查:外周血小板计数减少、凝血酶原时间延长、纤维蛋白原含量减少、出凝血时间延长。

三、继发性纤溶亢进期

纤维蛋白开始溶解形成 FDP,病人表现为明显的出血。实验室检查:外周血小板计数减少、凝血酶原时间延长、出凝血时间延长,D-二聚体升高。

第四节　弥散性血管内凝血的临床表现及防治原则

DIC 的临床表现与基础疾病有关,主要表现为出血和微血管中微血栓形成。血管内有微血栓形成和纤维蛋白沉着,以肺、肾、胃肠道、肾上腺等较常见。

一、弥散性血管内凝血的临床表现

1. 出血

DIC病人最初的临床表现常为出血,如皮肤瘀斑、紫癜、鼻出血、牙龈出血、呕血、黑便、咯血、血尿等。引起出血的机制可能与凝血物质大量消耗、继发性纤溶功能增强、纤维蛋白原的降解产物形成及血管损伤有关。

2. 休克

DIC和休克可互为因果,形成恶性循环。微血管内大量微血栓形成、广泛出血可使循环血量减少,心肌受损致心排血量降低,激肽系统和补体系统被激活使血管扩张及血管壁通透性增高,使得回心血量减少。这些因素均可使微循环障碍,促进休克的发生。

3. 器官功能障碍

DIC时阻塞局部器官的微循环,引起缺血缺氧坏死,严重或持续时间较长可导致受累脏器功能衰竭,甚至出现多器官功能障碍综合征。

根据累及脏器不同,可出现各系统的临床表现,如成人急性呼吸窘迫综合征;肾皮质坏死及急性肾功能衰竭,出现少尿、血尿、蛋白尿和氮质血症等;心肌收缩力减弱,心功能指标和相关酶测定值异常;消化系统出现呕吐、腹泻和消化道出血等症状,肝脏受累可出现黄疸和肝功能障碍等;肾上腺皮质坏死导致沃-弗综合征,垂体坏死致席汉综合征;神经系统病变可出现神志不清、嗜睡、昏迷、惊厥等症状。

尸检时常可见微血管内存在纤维蛋白性血栓及血小板血栓。

4. 微血管病性溶血性贫血

慢性DIC及亚急性DIC病人常可伴发微血管病性溶血性贫血,病人外周血涂片中可出现各种形态特殊的变形红细胞,呈盔形、星形、多角形、小球形等不同形态的红细胞碎片,称为裂体细胞,对DIC有辅助诊断意义。

二、弥散性血管内凝血的防治原则

DIC的防治原则包括防治原发病、改善微循环、重建凝血和纤溶间的动态平衡、密切观察病人的病情变化等。

【测试题】

一、单项选择题

1. 弥散性血管内凝血最主要的病理特征是
   A. 溶血性贫血　　　　　B. 纤溶过程亢进　　　　　C. 凝血功能障碍
   D. 血管内皮细胞受损　　E. 微循环血流减少
2. 在下列疾病中,哪一项是引起DIC最常见的疾病
   A. 恶性肿瘤　　　　　　B. 大手术创伤　　　　　　C. 产科意外
   D. 代谢性疾病　　　　　E. 感染性疾病
3. 典型DIC的血液凝固性障碍过程常表现为
   A. 持续高凝状态　　　　B. 原发性低凝状态　　　　C. 先高凝后转为低凝
   D. 先低凝后转为高凝　　E. 以上都不对
4. 严重创伤引起弥散性血管内凝血的主要原因

A. 血小板损伤   B. 组织因子入血   C. 红细胞破坏

D. 凝血因子Ⅻ被激活   E. 白细胞增多

5. 弥散性血管内凝血时产生贫血属于

A. 缺铁性贫血   B. 失血性贫血   C. 溶血性贫血

D. 再生障碍性贫血   E. 巨幼红细胞贫血

6. 下列哪项不是引起弥散性血管内凝血的直接原因

A. 组织损伤   B. 血管内皮细胞受损   C. 红细胞大量破坏

D. 血液高凝状态   E. 血小板破坏

7. 妊娠期高凝状态与下述哪项无关

A. 凝血因子及血小板增多   B. 纤溶活性增高   C. 高脂血症

D. 抗凝活性降低   E. 高胆固醇血症

8. 下述哪项不是 DIC 时产生休克的机制

A. 回心血量减少   B. 出血   C. 补体激活

D. 儿茶酚胺增多   E. FDP 形成

9. DIC 晚期发生明显出血时,其主要的原因是

A. 凝血系统被激活   B. 血管的严重损伤   C. 补体系统被激活

D. 激肽系统被激活   E. 纤溶系统激活,并远大于凝血活性

10. 下述哪项不参与肝功能障碍诱发 DIC 的过程

A. 肝清除 FDP 的作用减弱   B. 肝解毒功能减弱

C. 肝生成凝血因子减少   D. 肝生成血小板减少

E. 肝释放组织因子增多

11. 弥散性血管内凝血早期发病过程的中心环节是

A. 凝血因子Ⅻ的激活   B. 组织凝血因子入血

C. 凝血酶增加,血液凝固性增高   D. 纤溶酶原激活物的形成

E. 纤维蛋白降解

12. 产科意外时 DIC 发生率高,其主要的诱发因素是

A. 纤溶酶原水平低   B. 单核吞噬细胞系统功能低下

C. 血中抗凝物质含量增多   D. 微循环障碍

E. 血液处于高凝状态

13. 弥散性血管内凝血引起微血管病性溶血性贫血的发生机制主要是

A. 微血管内皮细胞大量受损   B. 微血管内形成了大量微血栓

C. 细菌毒素引起溶血   D. 抗原抗体反应引起溶血

E. 纤维蛋白细丝在微血管内形成细网

14. 弥散性血管内凝血患者发生出血的机制中,下列哪一项是错误的

A. 凝血物质消耗   B. FDP 释放增多   C. FDP 形成增多

D. 纤溶系统激活   E. 纤维蛋白原含量减少

15. 单核-吞噬细胞系统功能障碍时,易诱发 DIC 的因素是

A. 循环血液中凝血抑制物减少   B. 大量血管内皮细胞受损

C. 循环血液中促凝物质生成增加   D. 循环血液中促凝物质清除减少

E. 以上都不对

16. DIC 患者出血与下列哪种因素关系最为密切
    A. 肝合成凝血因子障碍　　　　B. 凝血因子大量消耗、破坏
    C. 白细胞激活和血管受损　　　D. 抗凝血酶物质增多
    E. 血管通透性增高

17. 子宫、肺等脏器手术或损伤时,易发生出血,其原因为其器官
    A. 能释出抑制凝血酶的物质　　B. 器官含血量多
    C. 富含纤溶酶原激活物　　　　D. 富含组织因子
    E. 富含肝素

18. DIC 患者处于高凝期可能出现下列哪项检测的结果
    A. 血小板计数明显减少　　B. FDP 增多　　　　C. 凝血时间明显延长
    D. 纤维蛋白原含量增加　　E. 出血时间缩短

19. DIC 时最初的临床症状是
    A. 出血　　　　　　　　　B. 休克　　　　　　　C. 多器官功能衰竭
    D. 贫血　　　　　　　　　E. 以上都不对

20. 凝血因子和血小板生成大于消耗的情况见于
    A. 急性 DIC　　　　　　　B. 亚急性 DIC　　　　C. 代偿型 DIC
    D. 失代偿型 DIC　　　　　E. 过度代偿型 DIC

21. 裂体细胞是
    A. 白细胞碎片　　　　　　B. 内皮细胞碎片　　　C. 红细胞碎片
    D. 血小板碎片　　　　　　E. 肝细胞碎片

22. 病人李某患重症肝炎,发生大出血后死亡,尸检报告见微血管内存在纤维蛋白性血栓,请问病人可能发生
    A. 心力衰竭　　　　　　　B. 呼吸衰竭　　　　　C. 肝性脑病
    D. 弥散性血管内凝血　　　E. 酸中毒

23. 病人张某产后大出血,发生弥散性血管内凝血,实验室检查外周血小板计数减少、凝血酶原时间延长、出凝血时间延长,D-二聚体升高。可能是处于哪一期
    A. 高凝期　　　　　　　　B. 消耗性低凝期　　　C. 继发性纤溶亢进期
    D. 代偿期　　　　　　　　E. 过度代偿期

二、名词解释

1. 弥散性血管内凝血

2. 微血管病性溶血性贫血

三、填空题

1. 引起弥散性血管内凝血的原因有_____、_____、_____、
_____。

2. 影响弥散性血管内凝血发生的因素有_____、_____、_____、
_____。

3. 弥散性血管内凝血按发病过程可分为_____、_____、_____三期,主要临床表现有_____、_____、_____和_____。

4. 弥散性血管内凝血出血机制_____、_____、_____、_____。

四、问答题

1. DIC 为什么会明显出血?
2. 妊娠妇女为什么易发生 DIC?
3. 简述 DIC 的发病机制。
4. DIC 的发生主要有哪些诱因?
5. 简述 DIC 的分期及各期特点。
6. DIC 可有哪些主要临床表现?
7. 简述 DIC 与休克的关系。

【参考答案】

一、单项选择题

1. C	2. E	3. C	4. B	5. C	6. D	7. B	8. D	9. E	10. D
11. C	12. E	13. E	14. B	15. D	16. B	17. C	18. C	19. A	20. E
21. C	22. D	23. C							

二、名词解释

1. 弥散性血管内凝血:机体在某些致病因子的作用下,凝血因子或血小板被广泛激活,大量促凝物质入血所引起的一种以血凝障碍为主要特征的全身性病理过程。

2. 微血管病性溶血性贫血:除了具有溶血性贫血的一般特性之外,在外周血涂片中可出现各种形态特殊的变形红细胞,呈盔形、星形、多角形、小球形等不同形态的红细胞碎片。

三、填空题

1. 感染性疾病 恶性肿瘤 产科意外 大手术 广泛组织创伤
2. 单核巨噬细胞系统功能受损 肝功能严重障碍 血液高凝状态 微循环障碍
3. 高凝期 消耗性低凝期 继发性纤溶亢进 出血 休克 溶血性贫血 器官功能衰竭
4. 凝血物质大量消耗 继发性纤溶功能增强 纤维蛋白原的降解产物形成 血管损伤

四、问答题

1. 答:①凝血物质消耗。②继发性纤溶亢进。③纤维素降解产物形成。④血管壁损伤。

2. 答:妊娠 3 周开始,孕妇血液中血小板及多种凝血因子(Ⅰ、Ⅱ、Ⅴ、Ⅶ、Ⅸ、Ⅹ及Ⅻ等)逐渐增多,抗凝血酶、t-PA 和 u-PA 等抗凝血的物质减少,此时来自胎盘产生的纤溶酶激活物抑制物增加。到妊娠末期,血液呈明显的高凝状态,若出现产科意外(如宫内死胎、羊水栓塞、胎盘早期剥离等)时易导致弥散性血管内凝血。

3. 答:由于各种促凝物质入血,激活内、外源性的凝血系统,使血液凝固性增加,同时消耗大量凝血因子并继发纤溶亢进(FDP 形成),使血液凝固性降低。①广泛的组织损伤,激活外源性凝血系统。②血管内皮细胞损伤,凝血、抗凝血调控失调。③血细胞大量破坏,激活血小板。④促凝物质入血。

4. 答:①单核巨噬细胞系统功能受损。②肝功能严重障碍。③血液高凝状态。④微循环障碍。

5. 答:(1)高凝期:微循环内形成大量微血栓,血液呈高凝状态,部分病人可无明显临床表现。实验室检查:血液凝固时间明显缩短,血小板粘附性增加。(2)消耗性低凝期:消耗了大量的凝血因子和血小板,此时也可发生继发性纤溶系统激活,使血液处于低凝状态,病人表现为不同程度的出血。实验室检查:外周血小板计数减少、凝血酶原时间延长、纤维蛋白原含量减少、出凝血时间延长。(3)继发性纤溶亢进期　纤维蛋白开始溶解形成 FDP,病人表现为明显的出血。实验室检查:外周血小板计数减少、凝血酶原时间延长、出凝血时间延长,D-二聚体升高。

6. 答:出血、休克、溶血性贫血、器官功能衰竭。

7. 答:休克引起微循环严重障碍时,血液淤滞和浓缩,血小板粘附、聚集,同时微循环障碍引起缺血缺氧,导致酸中毒及血管内皮细胞损伤,有利于弥散性血管内凝血的发生。而弥散性血管内凝血也易出现休克,两者属于恶性循环。机制:①微血管内大量微血栓形成,阻塞微循环,使回心血量明显减少。②广泛出血可使循环血量进一步减少。③心肌受累损伤,心肌收缩力减弱,心排血量降低。④凝血因子XII被激活,可激活激肽系统和补体系统,使血管扩张和血管壁通透性增高,导致外周阻力降低,回心血量减少。⑤FDP 的某些成分可增强组胺、激肽的作用,促进微血管舒张。这些因素均可使微循环障碍,促进休克的发生、发展。

(周　洁)

第十章　休　克

【学习精要】

休克是多病因、多发病环节、有多种体液因子参与,以机体循环系统,尤其是微循环功能紊乱、组织细胞灌注不足为主要特征,并可能导致多器官功能障碍甚至衰竭等严重后果的复杂的全身调节紊乱性病理过程。本质是微循环功能紊乱、组织细胞灌注不足。

第一节　休克的病因和分类

一、休克的病因

休克的常见病因有失血、失液、烧伤、创伤、感染、过敏、神经刺激、心脏和大血管病变。

二、休克的分类

失血、失液、烧伤、创伤引起休克属于低血容量性休克,心脏和大血管病变引起休克属于心源性休克,感染、过敏、神经刺激属于血管源性休克。低排-高阻型休克常见于低血容量性休克和心源性休克,高排-低阻型休克常见于一部分革兰氏阳性菌感染引起的早期休克,低排-低阻型休克常见于各型休克的晚期。

第二节　休克的发展过程

根据微循环改变可将休克分为三个阶段。现以失血性休克为例,休克的发展过程大致可分为以下三期:

一、休克代偿期(休克早期、微循环缺血缺氧期)

微循环变化特点:微动脉、后微动脉、毛细血管前括约肌和微静脉强烈收缩,动-静脉短路开放,微循环中血液"灌"少于"流",微循环呈缺血缺氧。

微循环改变的代偿意义:有助于心、脑血液供应的维持;维持动脉血压;"自身输血";"自身输液"。

临床表现:血压下降不明显,但脉压差缩小,皮肤苍白,四肢湿冷,尿量减少,烦躁不安,脉搏细速。

二、休克进展期(失代偿期、淤血性缺氧期)

微循环变化特点:微动脉、后微动脉和毛细血管前括约肌舒张,微静脉仍处于收缩状态,使后阻力大于前阻力。微循环中血液"灌"大于"流",微循环呈淤血缺氧。

微循环改变的失代偿后果:"自身输液"停止;"自身输血"停止;组织灌流量明显减少。

临床表现:血压进行性下降,不能保证心、脑血液供应,病人出现皮肤发绀,出现花斑,脉搏细速,血压下降,心音低钝,尿量减少,神志淡漠,甚至昏迷。

三、休克难治期(微循环衰竭期)

微循环变化特点:微血管舒张,血流缓慢甚至停滞,微循环不灌不流,组织缺氧。可诱发弥散性血管内凝血。

临床表现:血压进行性下降,给升压药仍难以恢复,脉搏细速,中心静脉压降低,静脉塌陷,出现循环衰竭,可致病人死亡。

第三节　休克时体液因子变化

参与休克过程的体液因子数目众多,在体内有多种功能,有的多达数十种效应,各种体液因子相互作用参与休克发展多个环节,共同导致细胞损伤和器官功能障碍。比较重要的有以下几类:血管活性胺、调节肽、炎症介质。

炎细胞激活产生的多种促炎细胞因子又可导致炎症细胞活化,两者常互为因果,形成炎症瀑布反应。通过自我放大的级联反应,产生大量促炎介质进入循环,并在远隔部位引起全身性炎症,称之为全身炎症反应综合征。

第四节　休克时细胞损伤和功能代谢障碍

一、细 胞 损 伤

细胞膜是休克时细胞最早发生损害的部位。休克时,线粒体首先发生功能损害,休克后期线粒体发生肿胀、致密结构和嵴消失等形态改变,最后崩解破坏。休克时溶酶体肿胀、空泡形成并释放溶酶体酶。溶酶体酶能引起细胞自溶、消化基膜、激活激肽系统,形成心肌抑制因子等毒性多肽。

休克时细胞损伤最终可导致细胞死亡,细胞死亡有坏死与凋亡两种形式,休克时以坏死为主。

二、功能代谢障碍

表现为一过性高血糖和糖尿,血中游离脂肪酸和酮体增多,出现负氮平衡。ATP生成减少,出现高钾血症、代谢性酸中毒。

第五节　休克时机体主要器官的功能变化

一、肾功能的变化

休克时,肾是最早而易受损的器官之一。休克早期为功能性肾衰竭。若休克持续时间延长,病情继续发展,可出现器质性肾衰竭。

二、肺功能的变化

休克早期呼吸中枢兴奋,呼吸加快,通气过度,可出现低碳酸血症甚至发生呼吸性碱中毒。休克进一步发展时,肺血管阻力升高。严重休克病人晚期,经复苏治疗在脉搏、血压和尿量都趋向平稳以后,仍可发生急性呼吸衰竭,称为急性肺损伤,病情恶化则可进一步发展为急性呼吸窘迫综合征。

肺部主要病理变化为微血栓、肺水肿、肺泡萎陷和形成透明膜。

三、心功能的变化

早期,除心源性休克伴有原发性心功能障碍外,心功能无明显影响。但随着休克的发展,血压进行性降低,冠脉流量减少,引起心肌缺血、缺氧,导致心功能障碍,有可能发生急性心力衰竭。

四、脑功能的变化

休克早期,可保证脑的血液供应,因而病人神志清醒,除了因应激引起烦躁不安外,没有明显的脑功能障碍。随着休克的发展,加重脑循环障碍,脑组织严重缺血缺氧,导致一系列神经功能损害。病人神志淡漠,甚至昏迷。

五、胃肠道和肝功能的变化

休克时胃肠黏膜变性、坏死,形成应激性溃疡。感染常是导致胃黏膜损伤的重要因素。消化道功能紊乱是休克晚期发生肠源性败血症的主要原因。

休克时常引起肝功能障碍,主要表现为黄疸和肝功能不全,但肝性脑病发生率并不高。

六、多器官功能障碍综合征

多器官功能障碍综合征是指在严重创伤、感染和休克时,原无器官功能障碍的病人同时或在短时间内相继出现两个或两个以上器官系统的功能障碍,以致机体内环境的稳定必须靠临床干预才能维持的综合征。

第六节 休克的防治原则

休克的防治应在去除病因的前提下采取综合措施,以支持生命器官的微循环灌流和防治细胞损害为目的。

一、病因学防治

积极防治引起休克的原发病,去除休克的原始动因,控制感染,正确及时使用抗生素,防止和治疗败血症等。

二、发病学治疗

休克的发病学治疗原则包括:适当补充血容量;纠正酸中毒;合理应用血管活性药物;防治细胞损伤;防止多器官功能障碍和衰竭。

【测试题】

一、单项选择题

1. 休克的最主要特征是
   - A. 心排血量降低
   - B. 动脉血压降低
   - C. 组织微循环灌流量降低
   - D. 外周阻力升高
   - E. 外周阻力下降

2. 休克代偿期微循环变化的特征是
   - A. 多灌少流
   - B. 少灌少流
   - C. 不灌不流
   - D. 少灌多流
   - E. 多灌多流

3. 休克进展期微循环变化的特征是
   - A. 多灌少流
   - B. 少灌少流
   - C. 不灌不流
   - D. 少灌多流
   - E. 多灌多流

4. 休克难治期微循环变化的特征是
   - A. 多灌少流
   - B. 少灌少流
   - C. 不灌不流
   - D. 少灌多流
   - E. 多灌多流

5. 失血性休克早期交感-肾上腺髓质系统处于
   - A. 强烈兴奋
   - B. 强烈抑制
   - C. 变化不明显
   - D. 先兴奋后抑制
   - E. 先抑制后兴奋

6. 高排低阻型休克可见于
   - A. 失血性休克
   - B. 创伤性休克
   - C. 烧伤性休克
   - D. 心源性休克
   - E. 感染性休克

7. 休克代偿期最易受损的器官是
   - A. 心脏
   - B. 肝
   - C. 胃肠
   - D. 肺
   - E. 肾

8. 下列哪项不属于休克肺的病变
   - A. 肺透明膜形成
   - B. 肺纤维化
   - C. 肺淤血
   - D. 肺水肿
   - E. 肺不张

9. 下列哪项是判断休克患者微循环灌流较理想的指标
   - A. 尿量
   - B. 心率
   - C. 血压
   - D. 呼吸
   - E. 脉搏

10. 休克代偿期动脉血压变化特点
    - A. 升高
    - B. 降低
    - C. 变化不明显
    - D. 先降后升
    - E. 先升后降

11. 休克代偿期微循环变化的特征
    - A. 微动脉端收缩,微静脉端舒张
    - B. 微动脉端收缩,微静脉端收缩
    - C. 微动脉端舒张,微静脉端舒张
    - D. 微动脉端舒张,微静脉端收缩
    - E. 微动脉端收缩程度大于微静脉端收缩

12. 休克进展期微循环变化的特征
    - A. 微动脉端收缩,微静脉端舒张
    - B. 微动脉端收缩,微静脉端收缩

C. 微动脉端舒张,微静脉端舒张   D. 微动脉端舒张,微静脉端收缩

E. 微动脉端舒张程度大于微静脉端舒张

13. 休克代偿期发生的少尿是由于

  A. 器质性肾功能衰竭   B. 肾前性肾功能衰竭

  C. 肾性肾功能衰竭   D. 肾后性肾功能衰竭

  E. 功能障碍与肾小管坏死并存的急性肾功能衰竭

14. 较易发生 DIC 的休克类型

  A. 心源性休克   B. 感染性休克   C. 失血性休克

  D. 过敏性休克   E. 神经源性休克

15. 休克的下列临床表现,哪一项错误

  A. 烦躁不安或表情淡漠,甚至昏迷 B. 呼吸急促,脉搏细速

  C. 血压均下降   D. 尿少或无尿

  E. 面色苍白或潮红、发绀

16. 休克代偿期"自身输血"的代偿作用主要指

  A. 动静脉吻合支开放,回心血量增多 B. 容量血管收缩,回心血量增加

  C. 脾血库收缩,释放储存血液   D. 肾小管对钠、水重吸收加强

  E. 缺血、缺氧,红细胞生成增多

17. 休克代偿期"自身输液"的代偿作用主要指

  A. 动静脉吻合支开放,回心血量增多

  B. 容量血管收缩,回心血量增加

  C. 肾小球滤过率下降

  D. 肾小管重吸收功能加强

  E. 毛细血管流体静压降低,组织液回流增多

18. 下列哪一类不是低血容量性休克的原因

  A. 失血   B. 脱水   C. 感染

  D. 烧伤   E. 挤压伤

19. 休克时最常出现的酸碱平衡紊乱是

  A. AG 正常代谢性酸中毒   B. AG 增高性代谢性酸中毒

  C. 呼吸性碱中毒   D. 代谢性碱中毒

  E. 呼吸性酸中毒

20. 休克时细胞最早受损的部位是

  A. 细胞膜   B. 线粒体   C. 微粒体

  D. 高尔基体   E. 溶酶体

21. 失血性休克发生的起始环节

  A. 微循环缺血   B. 微循环淤血   C. 血容量降低

  D. 心泵功能障碍   E. 血管床容积增大

22. 过敏性休克发生的起始环节

  A. 微循环缺血   B. 微循环淤血   C. 血容量降低

  D. 心泵功能障碍   E. 血管床容积增大

23. 哪种休克首选缩血管药

A. 失血性休克　　　　　B. 失液性休克　　　　　C. 心源性休克

D. 过敏性休克　　　　　E. 创伤性休克

24. 休克早期的代偿意义除了

A. 肝脾储血库收缩　　　B. "自身输血"　　　　　C. "自身输液"

D. 血液重分布　　　　　E. 局部代谢产物增多

25. 病人李先生车祸发生脾破裂,发现面色苍白、四肢湿冷、血压95/65mmHg,属于休克哪一期

A. 休克代偿期　　　　　　　　　B. 休克进展期

C. 微循环淤血性缺氧期　　　　　D. 休克难治期

E. 微循环衰竭期

26. 病人张先生发生心肌梗死,发现面色苍白、四肢湿冷、发绀、血压75/40mmHg,可能属于休克哪一期

A. 休克代偿期　　　　　　　　　B. 微循环缺血缺氧期

C. 微循环淤血性缺氧期　　　　　D. 休克难治期

E. 微循环衰竭期

二、名词解释

1. 休克　2. 低血容量性休克　3. 心源性休克　4. 血管源性休克　5. 全身炎症反应综合征　6. 多器官功能障碍综合征

三、填空题

1. 休克常见原因有 ＿＿＿＿＿＿＿＿、＿＿＿＿＿＿＿＿、＿＿＿＿＿＿＿＿、＿＿＿＿＿＿＿＿、＿＿＿＿＿＿＿＿、＿＿＿＿＿＿＿＿、＿＿＿＿＿＿＿＿。

2. 失血、失液、烧伤、创伤引起休克属于＿＿＿＿＿＿＿＿,心脏和大血管病变引起休克属于＿＿＿＿＿＿＿＿,感染、过敏、神经刺激属于＿＿＿＿＿＿＿＿。＿＿＿＿＿＿＿＿常见于低血容量性休克和心源性休克,＿＿＿＿＿＿＿＿常见于一部分革兰氏阳性菌感染引起的早期休克,＿＿＿＿＿＿＿＿常见于各型休克的晚期。

3. 休克代偿期微循环改变的代偿意义＿＿＿＿＿＿、＿＿＿＿＿＿、＿＿＿＿＿＿、＿＿＿＿＿＿。

4. 休克的缺血性缺氧期微循环灌流的特点可归纳为＿＿＿＿＿＿＿＿＿＿,淤血性缺氧期微循环灌流的特点可归纳为＿＿＿＿＿＿＿＿＿＿,休克难治期微循环灌流的特点可归纳为＿＿＿＿＿＿＿＿。

5. 休克发生的起始环节是＿＿＿＿＿＿、＿＿＿＿＿＿和＿＿＿＿＿＿。

6. 休克缺血性缺氧期发生的急性肾衰属＿＿＿＿＿＿＿＿,休克难治期发生的急性肾衰属＿＿＿＿＿＿。

四、问答题

1. 休克发生的原因分类和始动环节分类的关系?

2. 动脉血压降低是否可作为判断休克发生的指标? 为什么?

3. 休克代偿期机体有哪些代偿措施?

4. 休克代偿期、休克进展期、休克难治期微循环有哪些变化?

5. 休克难治期为什么在微循环中形成DIC?

6. 简述休克时机体各器官系统会出现哪些功能的变化。

7. 在休克治疗过程中为什么强调纠正酸中毒?

8. 某病人产后大出血约1200ml后会导致什么后果？止血后患者能否自行恢复？为什么？

【参考答案】

一、单项选择题

1. C   2. B   3. A   4. C   5. A   6. E   7. B   8. B   9. A   10. C
11. B   12. D   13. B   14. B   15. C   16. B   17. E   18. C   19. B   20. B
21. C   22. E   23. D   24. E   25. A   26. C

二、名词解释

1. 休克:是多病因、多发病环节、有多种体液因子参与,以机体循环系统,尤其是微循环功能紊乱、组织细胞灌注不足为主要特征,并可能导致多器官功能障碍甚至衰竭等严重后果的复杂的全身调节紊乱性病理过程。

2. 低血容量性休克:是指由于血容量减少引起的休克。

3. 心源性休克:无论心内还是心外病变引起心脏泵血功能障碍,心排血量急剧减少,有效循环血量下降,不能维持正常组织的灌流而导致的休克。

4. 血管源性休克:感染性、过敏性和神经源性休克病人血容量并不减少,但通过内源性或外源性血管活性物质的作用,使小血管舒张,血管床容积增大,循环血量分布异常,大量血液淤滞在舒张的小血管内,使有效循环血量相对不足,组织灌流量减少而导致休克。

5. 全身炎症反应综合征:通过自我放大的级联反应,产生大量促炎介质进入循环,并在远隔部位引起全身性炎症。

6. 多器官功能障碍综合征:在严重创伤、感染和休克时,原无器官功能障碍的病人同时或在短时间内相继出现两个或两个以上器官系统的功能障碍,以致机体内环境的稳定必须靠临床干预才能维持的综合征。

三、填空题

1. 失血　失液　烧伤　创伤　感染　过敏　神经刺激　心脏和大血管病变

2. 低血容量性休克　心源性休克　血管源性休克　低排-高阻型休克　高排-低阻型休克　低排-低阻型休克

3. 有助于心脑血液供应的维持　维持动脉血压　自身输血　自身输液

4. 少灌少流　多灌少流　不灌不流

5. 血容量降低　血管床容量增加　心泵功能障碍

6. 功能性肾衰竭　器质性肾衰竭

四、问答题

1. 答:失血、失液、烧伤、创伤引起休克属于低血容量性休克,心脏和大血管病变引起休克属于心源性休克,感染、过敏、神经刺激属于血管源性休克。

2. 答:不可以。因休克代偿期时通过交感-肾上腺髓质系统兴奋、“自身输血”和“自身输液”的作用,使心排出量和外周阻力增加,回心血量的增加,患者的动脉血压可轻度下降或并不降低,有的甚至比正常略为升高

3. 答:①血液重新分布;②“自身输血”;③“自身输液”。

4. 答:休克代偿期:微动脉、毛细血管前后括约肌、微静脉收缩,微循环少灌少流,缺血缺氧。休克进展期:微动脉、毛细血管前括约肌收缩,毛细血管后括约肌、微静脉舒张,微循

环多灌少流,淤血缺氧。休克难治期:不灌不流,弥散性血管内凝血。

5. 答:进入休克难治期时,血液进一步浓缩,血流速度显著减慢,以及严重缺氧、酸中毒等引起血管内皮细胞和组织损伤,均可激活凝血系统,可能诱发弥散性血管内凝血。

6. 答:(1)肾:早期功能性肾衰竭;病情持续发展为器质性肾衰竭。

(2)肺:肺功能障碍较轻,可称为急性肺损伤,病情恶化则可进一步发展为急性呼吸窘迫综合征(ARDS)。

(3)心:除心源性休克伴有原发性心功能障碍外,休克早期心功能无明显影响;但随着休克的发展,导致心功能障碍,有可能发生急性心力衰竭。

(4)脑:休克早期患者神志清醒;后期导致神经功能障碍,甚至引起脑水肿和颅内压升高,严重者可形成脑疝,压迫延髓生命中枢,导致患者死亡。

(5)胃肠道:胃肠黏膜变性、坏死,黏膜糜烂,形成应激性溃疡。

(6)多器官功能障碍综合征。

7. 答:缺氧引起组织氧分压下降,CO_2 和乳酸堆积导致酸中毒。酸中毒使血管平滑肌对儿茶酚胺的反应性降低,使微动脉、后微动脉和毛细血管前括约肌舒张,微静脉仍处于收缩状态,使后阻力大于前阻力。真毛细血管网开放,微循环中血液"灌"大于"流",毛细血管血液淤滞,处于低灌流状态,组织细胞严重淤血性缺氧,加重休克。

8. 答:出血 1200ml 属轻度失血,可致休克但不严重,出现皮肤发绀、血压下降、尿少、神情淡漠等临床表现。如止血后,停止出血通过代偿可自行恢复。

机制:出血引起交感-肾上腺髓质系统兴奋,心率加快,心肌收缩力增强,外周血管收缩,使心排血量增加和外周阻力增加,起到"自身输血"、"自身输液"作用,有助于血压的维持,保持心、脑血液供应起到代偿作用。

(周 洁)

第十一章 缺　氧

【学习精要】

缺氧是当组织供氧不足或不能充分利用氧时,组织、细胞的代谢、功能和形态结构发生异常变化的一种病理过程。

第一节　常用的血氧指标

1. 血氧分压(PO_2):是指溶解于血液中的氧所产生的张力。
2. 血氧容量(CO_2max):是指100ml血液中的血红蛋白被氧充分饱和时,在标准状态下的最大携氧量。
3. 血氧含量(CO_2):是指100ml血液中的实际含氧量。
4. 动-静脉血氧含量差($Ca-vO_2$):是指动脉血氧含量减去静脉血氧含量的差值。
5. 血红蛋白氧饱和度(SO_2):是指血红蛋白的氧饱和度。

第二节　缺氧的类型

一、乏氧性缺氧

是指由于肺泡氧分压降低,或静脉血分流入动脉,血液从肺摄取的氧减少,以致动脉血氧含量减少,动脉血氧分压降低而引起组织供氧不足的缺氧。其原因主要包括吸入气氧分压过低、外呼吸功能障碍以及静脉血分流入动脉。

二、血液性缺氧

是指由于血红蛋白含量减少或性质改变,使血氧含量降低,或与血红蛋白结合的氧不易释放而导致的组织缺氧。其原因主要有贫血性缺氧、一氧化碳中毒、高铁血红蛋白血症、血红蛋白与氧的亲和力异常增高等。

三、循环性缺氧

是指由于组织血流量减少使组织供氧量减少而引起的缺氧。循环性缺氧可分为局部循环性缺氧及全身性循环性缺氧。局部循环性缺氧主要由血管的狭窄或阻塞所致,主要见于血管栓塞、动脉粥样硬化或脉管炎造成的动脉狭窄或阻塞;全身性循环性缺氧主要见于心力衰竭和休克。病人因心排血量减少,引起全身组织缺血缺氧;严重时,病人可因心、脑、肾等重要器官功能衰竭而死亡。

四、组织性缺氧

是指由组织细胞不能充分利用氧所引起的缺氧,可由组织中毒、维生素缺乏或线粒体损伤引起。

各种缺氧的血氧变化特点

缺氧类型	动脉血氧分压	动脉血氧饱和度	血氧容量	动脉血氧含量	动-静脉氧差
乏氧性缺氧	↓	↓	N	↓	↓ 或 N
血液性缺氧	N	N	↓ 或 N	↓ 或 N	↓
循环性缺氧	N	N	N	N	↑
组织性缺氧	N	N	N	N	↓

第三节 缺氧对机体的影响

缺氧对机体产生的功能和代谢变化包括机体对缺氧的代偿反应和由缺氧引起的损伤性变化。轻度缺氧主要引起机体代偿性反应,而严重缺氧机体代偿不全时,可导致组织代谢障碍和各系统功能紊乱,甚至引起死亡,以乏氧性缺氧为例来说明。

一、呼吸系统的变化

1. 代偿性反应 动脉血氧分压降低至 8kPa 以下,肺泡气氧分压和动脉血氧分压升高。
2. 呼吸功能障碍 快速进入海拔 4000 米以上高原时,少数人会发生高原肺水肿。

二、循环系统的变化

1. 心功能变化 急性轻度或中度缺氧时,心率加快;严重缺氧则发生损伤性变化,直接抑制心血管运动中枢,使心率减慢。缺氧初期,心肌收缩力增强,心排血量增加,严重的全身性缺氧时,可因心率减慢、心肌收缩力减弱而导致心排血量降低。
2. 血流分布改变 急性缺氧时,心、脑血管供血增加,而皮肤、内脏、骨骼肌和肾的组织血流量减少。
3. 肺血管的变化 缺氧引起肺动脉和肺静脉收缩,调整通气血液比例,但主要使肺小动脉收缩,肺动脉压升高。
4. 毛细血管增生 慢性缺氧可引起组织中毛细血管增生,有利于氧向细胞的弥散,具有代偿意义。

三、血液系统的变化

缺氧时,红细胞和血红蛋白增多,氧合血红蛋白解离曲线右移。

四、中枢神经系统的变化

轻度缺氧或缺氧早期,血液重分布保证脑组织血供。严重缺氧或长时间缺氧时,就会引起脑组织损伤,主要表现为脑细胞肿胀、变性、坏死及间质脑水肿。

五、组织细胞的变化

缺氧可引起组织细胞的各种反应,包括无氧酵解增强、线粒体的改变、肌红蛋白增加、细胞膜的通透性增高等。

第四节　影响机体对缺氧耐受性的因素

机体对缺氧的耐受因素可以归纳为机体的代谢耗氧率与机体的代偿能力。机体代谢率高时,氧耗量大,需氧量多,对缺氧的耐受性就差。相反,则耐受性增强。机体的代偿性反应存在着显著的个体差异,因而各人对缺氧的耐受性也很不相同。

第五节　氧疗和氧中毒

氧气吸入疗法即氧疗就是通过提高吸入气氧浓度,促进氧弥散,提高血氧分压和血氧饱和度,从而缓解和纠正缺氧的一种医疗措施。常压氧疗对乏氧性缺氧的效果最好;氧疗可以提高血液性缺氧和循环性缺氧病人血液物理溶解的氧,但对组织性缺氧无效。临床上对于不同的缺氧应针对其发生原因采取恰当的氧疗方式以达到最好的效果。

氧中毒是指吸入气中氧分压过大(超过 0.5 个大气压的纯氧)、浓度过高或吸氧持续时间过长而引起组织细胞损伤及器官功能障碍的病理过程。人类氧中毒主要表现为脑型氧中毒和肺型氧中毒两种类型。

【测试题】

一、单项选择题

1. 决定血氧饱合度的最主要的因素是

   A. 血液 pH 值   B. 血液温度

   C. 血液氧分压   D. 血液 CO_2 分压

   E. 红细胞内 2,3-DPG 的含量

2. 有关血氧指标的叙述,下列哪一项是不确切的

   A. 血氧容量决定于血液中 Hb 的浓度及 Hb 和 O_2 的结合力

   B. 血氧饱和度的高低与血液中血红蛋白的量无关

   C. 动脉血氧分压取决于吸入气中氧分压的高低

   D. 血氧含量是指 100ml 血液中实际含有 O_2 的毫升数

   E. 正常动、静脉血氧含量差约为 5ml/dl

3. 缺氧时氧合血红蛋白解离曲线右移的最主要原因是

   A. 红细胞内 2,3-DPG 浓度升高   B. 血液 H^+ 浓度升高

   C. 血液 CO_2 分压升高   D. 血液温度升高

   E. 以上都不是

4. 乏氧性缺氧又称为

   A. 低张性低氧血症   B. 等张性低氧血症   C. 缺血性缺氧

D. 淤血性缺氧　　　　　　　　E. 低动力性缺氧

5. 健康者进入高原地区或通风不良的矿井可发生缺氧的主要原因是
　　A. 吸入气的氧分压低　　　　B. 肺部气体交换差　　　　C. 肺循环血流量少
　　D. 血液携氧能力差　　　　　E. 组织血流量少

6. 急性低张性缺氧时机体最重要的代偿反应是
　　A. 心率加快　　　　　　　　B. 心肌收缩性增强　　　　C. 肺通气量增加
　　D. 脑血流量增加　　　　　　E. 腹腔内脏血流量减少

7. 下列关于低张性低氧血症的叙述哪一项是错误的
　　A. 血氧容量正常　　　　　　　　　　B. 动脉血氧分压和氧含量降低
　　C. 动-静脉血氧含量差可大于正常　　D. 静脉血分流入动脉是病因之一
　　E. 可出现呼吸性碱中毒

8. 静脉血短路(分流)流入动脉可造成
　　A. 血液性缺氧　　　　　　　B. 缺血性缺氧　　　　　　C. 瘀血性缺氧
　　D. 乏氧性缺氧　　　　　　　E. 组织中毒性缺氧

9. 肺通气量增加是下述哪种缺氧最重要的代偿反应
　　A. 血液性缺氧　　　　　　　　　　B. 组织性缺氧
　　C. 单纯性循环性缺氧　　　　　　　D. 急性低张性缺氧
　　E. 长期、慢性低张性缺氧

10. 血液性缺氧导致细胞缺氧的机制是
　　A. 动脉氧分压降低　　　　　　　　B. 单位时间内毛细血管血量减少
　　C. 血氧容量降低　　　　　　　　　D. 静脉血氧含量增高
　　E. 细胞内呼吸障碍

11. 严重贫血可引起
　　A. 循环性缺氧　　　　　　　B. 乏氧性缺氧　　　　　　C. 血液性缺氧
　　D. 组织中毒性缺氧　　　　　E. 低动力性缺氧

12. 血液性缺氧时
　　A. 血氧容量正常、血氧含量降低
　　B. 血氧容量降低、血氧含量正常
　　C. 血氧容量、血氧含量一般均正常
　　D. 血氧容量、血氧含量一般均降低
　　E. 血氧容量增加、血氧含量降低

13. 某患者的血氧检查结果,血氧容量200ml/L,动脉血氧含量150ml/L,动脉血氧分压6.7kPa(50mmHg),动静脉氧差40ml/L,其缺氧类型为
　　A. 低张性缺氧　　　　　　　B. 血液性缺氧　　　　　　C. 循环性缺氧
　　D. 组织性缺氧　　　　　　　E. 混合性缺氧

14. 循环性缺氧时血氧指标最特征性的变化是
　　A. 动脉血氧分压正常　　　　　　　B. 血氧容量正常
　　C. 动脉血氧含量正常　　　　　　　D. 动脉血氧饱和度正常
　　E. 动静脉血氧含量差增大

15. 循环性缺氧时静脉的

A. 血氧分压正常、血氧饱和度和血氧含量均降低

B. 血氧饱和度正常、血氧分压和血氧含量均降低

C. 血氧含量正常、血氧分压和血氧饱和度均降低

D. 血氧分压、血氧饱和度和血氧含量均正常

E. 血氧分压、血氧饱和度和血氧含量均降低

16. 以下哪一种原因引起的缺氧往往无发绀

A. 呼吸功能不全 　　　　　B. 组织用氧障碍 　　　　　C. 心力衰竭

D. 静脉血掺杂 　　　　　E. 窒息

17. 一氧化碳中毒造成缺氧的主要原因是

A. O_2 与脱氧(还原) Hb 结合速率变慢 　　　　B. HbO_2 解离速度减慢

C. HbCO 无携 O_2 能力 　　　　D. CO 使 RBC 内 2,3-DPG 增多

E. 以上都不是

18. 引起肠源性发绀的原因是

A. 一氧化碳中毒 　　　　　B. 亚硝酸盐中毒 　　　　　C. 氰化物中毒

D. 肠系膜血管痉挛 　　　　　E. 肠道淤血水肿

19. 组织中毒性缺氧是由于药物或毒物抑制(　　　),使递氢或传递电子受阻而引起生物氧化障碍。

A. 溶媒体酶 　　　　　B. 呼吸酶 　　　　　C. 磷脂酶

D. 丙酮酸脱氢酶 　　　　　E. 细胞色素氧化酶

20. 血氧容量正常,动脉血氧分压和氧含量正常,而动-静脉血氧含量差变小见于

A. 心力衰竭 　　　　　B. 呼吸衰竭 　　　　　C. 室间隔缺损

D. 氰化物中毒 　　　　　E. 慢性贫血

21. 最能反映组织性缺氧的指标是

A. 血氧容量降低 　　　　　B. 动脉血氧分压降低

C. 动脉血氧含量降低 　　　　　D. 静脉血氧含量增加

E. 动静脉血氧含量差增加

22. 一氧化碳中毒时,皮肤黏膜的特征颜色是

A. 紫蓝色 　　　　　B. 樱桃红色 　　　　　C. 咖啡色

D. 苍白色 　　　　　E. 紫红色

23. 对缺氧最敏感的器官是

A. 心脏 　　　　　B. 大脑 　　　　　C. 肺

D. 肾 　　　　　E. 胃肠道

24. 氧中毒发生主要取决于

A. 氧的湿化程度 　　　　　B. 氧分压 　　　　　C. 氧流量

D. 给氧时间 　　　　　E. 给氧方式

二、名词解释

1. 缺氧　2. 血氧分压　3. 氧饱和度　4. 血氧含量　5. 乏氧性缺氧　6. 血液性缺氧　7. 循环性缺氧　8. 组织性缺氧　9. 肠源性发绀　10. 氧中毒

三、填空题

1. 缺氧的类型主要有_____、_____、_____和_____。

2. 外呼吸功能障碍因肺_____不足、气体_____障碍,致使肺通气与肺血流的比例失调而导致缺氧,此型缺氧又称为_____缺氧。

3. 居住高原一定时间后,肺通气量回降,这可能与_____有关。

4. 各种氰化物如氰氢酸(HCN)、氰化钾(KCN)、氰化钠(NaCN)等可通过_____、_____和_____进入体内而引起组织中毒性缺氧。

5. 缺氧时皮肤黏膜颜色往往发生改变,严重贫血呈_____色,CO中毒_____色,淤血呈_____色,高铁血红蛋白血症呈_____色,氰化物中毒呈_____色。

6. 影响机体对缺氧耐受性的因素有:_____、_____、_____、_____。

7. 人类氧中毒包括_____和_____两种类型。

8. 氧疗对低张性缺氧疗效较好,但对_____引起的低张性缺氧疗效较差;氧疗对_____中毒也有较好疗效。

四、问答题

1. 试述慢性缺氧造成红细胞增多的机制。
2. 简述低张性缺氧的原因和发病机制。
3. 比较各型缺氧的血氧变化特点。
4. 以低张性缺氧为例说明急性缺氧时机体的主要代偿方式。

【参考答案】

一、单项选择题

1. C　　2. C　　3. A　　4. A　　5. A　　6. C　　7. C　　8. D　　9. D　　10. C

11. C　　12. D　　13. A　　14. E　　15. E　　16. B　　17. C　　18. B　　19. E　　20. D

21. D　　22. B　　23. B　　24. B

二、名词解释

1. 缺氧:当组织供氧不足或不能充分利用氧时,组织、细胞的代谢、功能和形态结构发生异常变化的病理过程。

2. 血氧分压:为溶解于血液中的氧所产生的张力。

3. 氧饱和度:是指血红蛋白的氧饱和度,即与氧结合的血红蛋白占血液总血红蛋白的百分比。

4. 血氧含量:是指100ml血液中的实际含氧量,包括血红蛋白实际结合的氧和溶解于血浆的氧量。

5. 乏氧性缺氧:是指由于肺泡氧分压降低,或静脉血分流入动脉,血液从肺摄取的氧减少,以致动脉血氧含量减少,动脉血氧分压降低而引起组织供氧不足的缺氧。

6. 血液性缺氧:是由于血红蛋白含量减少或性质改变,使血氧含量降低,或与血红蛋白结合的氧不易释放而导致的组织缺氧。

7. 循环性缺氧:是指由于组织血流量减少使组织供氧量减少而引起的缺氧,又称低动力性缺氧。

8. 组织性缺氧:是指由组织细胞不能充分利用氧所引起的缺氧,也称为氧利用障碍性缺氧。

9. 肠源性发绀:食用大量含硝酸盐的食物后,肠道细菌将硝酸盐还原为亚硝酸盐吸收入血后,导致高铁血红蛋白血症,此时皮肤、黏膜可呈青石板色,称为肠源性发绀。

10. 氧中毒:是指吸入气中氧分压过大(超过0.5个大气压的纯氧)、浓度过高或吸氧持续时间过长而引起组织细胞损伤及器官功能障碍的病理过程。

三、填空

1. 乏氧性缺氧　循环性缺氧　血液性缺氧　组织性缺氧

2. 通气　交换　呼吸性

3. 外周化学感受器对缺氧的敏感性

4. 消化道　呼吸道　皮肤

5. 苍白　樱桃红色　青紫色　咖啡色　鲜红色

6. 缺氧的类型、速度、持续时间　年龄　机体的代谢状态　代偿情况

7. 肺型　脑型

8. 静脉血液分流　CO

四、问答题

1. 慢性缺氧造成红细胞增多的机制是:当低氧血流流经肾脏时,可刺激肾小管旁间质细胞,生成释放促红细胞生成素,促使干细胞逐步分化、增殖为成熟的原红细胞,以加快Hb的合成。且动员骨髓内网织红细胞大量释放入血,从而使RBC明显增多。

2. 低张性缺氧的原因包括:吸入气PO_2过低(如高原或高空,通风不良的坑道、矿井等),外呼吸功能障碍(中枢、肺、胸廓疾病致肺通气换气障碍)、静脉血分流入动脉血。

低张性缺氧的发生机制:PaO_2降低,使CaO_2减少,组织供氧不足。

3. 各型缺氧的血氧变化如下:

缺氧类型	动脉血氧分压	动脉血氧饱和度	血氧容量	动脉血氧含量	动-静脉氧差
乏氧性缺氧	↓	↓	N	↓	↓或N
血液性缺氧	N	N	↓或N	↓或N	↓
循环性缺氧	N	N	N	N	↑
组织性缺氧	N	N	N	N	↓

4. 急性低张性缺氧时的代偿主要是以呼吸和循环系统为主。

(1)呼吸系统:呼吸加深加快,肺通气量增加。

(2)循环系统:心率加快,心肌收缩力增强,静脉回流增加,使心排血量增加;血液重新分布使皮肤、腹腔脏器血管收缩,肝脾等脏器储血释放;肺血管收缩,调整通气血液比值;心脑血管扩张,血流增加。

(杨　燕)

第十二章　黄　疸

【学习精要】

胆色素是铁卟啉类化合物在体内分解代谢时产生的各种物质总称,包括胆红素、胆绿素、胆素原和胆素,主要随胆汁排出体外。胆红素主要在肝脏内代谢,高胆红素血症时引起黄疸时对人体不利

第一节　胆红素代谢

一、胆红素的来源和生成

胆色素是铁卟啉化合物在体内分解代谢的主要产物,包括胆红素、胆绿素、胆素原和胆素,主要随胆汁排出体外。

胆红素主要来自衰老红细胞的血红蛋白分解,被单核巨噬细胞吞噬后生成,具有亲脂疏水的性质,易自由透过细胞膜进入血液。

二、胆红素在血液中的转运

在血中,胆红素以胆红素-清蛋白复合体形式存在和运输,被称为血胆红素,也可称为未结合胆红素。但如未结合清蛋白的胆红素,能透过细胞膜,特别对神经细胞有毒性作用。

过多的游离胆红素可与脑部基底核的脂类结合,干扰脑的正常功能,称为胆红素脑病或核黄疸。

三、胆红素在肝细胞内的代谢

进入肝细胞后,与 Y 蛋白和 Z 蛋白结合被转运。在肝的滑面内质网,主要在 UDP-葡萄糖醛酸转移酶的催化下,与葡萄糖醛酸结合,形成水溶性的葡萄糖醛酸胆红素,呈结合胆红素或肝胆红素,水溶性强,毒性明显降低,不易透过细胞生物膜,易随胆汁排出。

四、胆红素在肠中转变及肠肝循环

结合胆红素随胆汁排入肠道后,在细菌作用下还原为胆素原,少部分胆素原在肠道重吸收到肝,又以原形随胆汁排入肠道,形成胆色素肠肝循环,小部分进入体循环,运至肾排出体外。

在生理情况下,肠中生成的胆素原约有 10% ～ 20% 被肠道重吸收,经门静脉入肝,其中

大部分再次随胆汁排入肠腔,形成胆素原的肠肝循环。结合胆红素与未结合胆红素的区别如表12-1。

表12-1 结合胆红素与未结合胆红素区别

	未结合胆红素	结合胆红素
别名	血胆红素、游离胆红素、肝前胆红素、间接胆红素	肝胆红素、直接胆红素
与葡萄糖醛酸结合	未结合	结合
脂溶性	大	小
水溶性	小	大
经肾随尿排出	不能	能
对细胞毒性作用	有	无

第二节 高胆红素血症及黄疸

体内胆红素生成过多、或肝细胞对胆红素的摄取、转化及排泄过程发生障碍均可引起血浆胆红素含量增多,称为高胆红素血症。

血浆中胆红素含量过高时,过量的胆红素可扩散入组织造成组织黄染,其中以皮肤和巩膜等组织最为明显,这一体征称为黄疸。

按黄疸程度分为显性黄疸(血清胆红素浓度超过 $34.2\mu mol/L$)、隐性黄疸(血清胆红素浓度 $17.1\sim34.2\mu mol/L$)。临床上根据黄疸发生的原因不同,分为溶血性黄疸、肝细胞性黄疸和阻塞性黄疸三类。

一、溶血性黄疸

输血不当(如异型输血)、某些疾病(如恶性疟疾、过敏、镰刀型红细胞贫血等)、某些药物(如磺胺类、抗疟药等)、葡萄糖-6-磷酸脱氢酶缺乏等可引起溶血性黄疸。由于红细胞大量破坏,血清中未结合胆红素过高,尿胆红素阴性,尿中尿胆素原、尿胆素以及粪胆原与粪胆素也增多。

二、肝细胞性黄疸

肝细胞破坏(如肝炎、肝硬化、肝癌等),肝功能受损引起肝细胞摄取、转化和排泄胆红素能力降低所致黄疸,血清总胆红素、未结合胆红素及结合胆红素浓度升高,尿胆红素阳性。

三、阻塞性黄疸

各种原因引起胆管系统阻塞,胆汁排出障碍所致。常见于胆总管结石、胆总管炎症、胆总管息肉、胆总管肿瘤、胰腺肿瘤、胰腺炎症、肝肿瘤或先天性胆管闭锁等疾病,血清总胆红素、结合胆红素升高,未结合胆红素可无明显变化,尿胆红素强阳性,粪胆素原和尿胆素原均为阴性。

三型黄疸的区别见表12-2。

表 12-2 三型黄疸的区别（单位 μmol/L）

	正常值（成人）	溶血性黄疸	肝细胞性黄疸	阻塞性黄疸
血清胆红素				
总胆红素	3.4～17.1	>17.1	>17.1	>17.1
未结合胆红素	1.7～10.2	明显增加	中度增加	无明显变化
结合胆红素	0～10.2	无明显变化	中度增加	明显增加
尿内胆色素				
尿胆红素	阴性	阴性	阳性	强阳性
尿胆素原	0.84～4.2	明显增加	正常或轻度增加	减少
粪便				
颜色	正常	深	变浅或正常	完全阻塞时灰白色

【测试题】

一、单项选择题

1. 胆红素的主要来源
   A. 坏死的白细胞　　　　　　B. 衰老的红细胞　　　　　　C. 肝细胞
   D. 骨骼肌细胞　　　　　　　E. 肾细胞

2. 血浆中的未结合胆红素主要与下列哪种物质结合而运输
   A. 脂蛋白　　　　　　　　　B. 球蛋白　　　　　　　　　C. 清蛋白
   D. 有机阴离子　　　　　　　E. 纤维蛋白原

3. 肝细胞内胆红素主要以下列哪一种形式存在
   A. 胆红素-脂类　　　　　　 B. 胆红素-Y 蛋白　　　　　 C. 胆红素-Z 蛋白
   D. 游离胆红素　　　　　　　E. 与肝蛋白结合

4. 肝细胞对胆红素生物转化作用的实质是
   A. 使胆红素与 Y 蛋白结合
   B. 使胆红素与 Z 蛋白结合
   C. 与葡萄糖醛酸结合,降低胆红素的毒性
   D. 增强毛细胆管膜上载体转运系统有利于胆红素排泄
   E. 主要破坏胆红素分子内的氢键并进行结合,利于排泄

5. 肝内胆红素的代谢产物最多的是
   A. 甘氨酸结合物　　　　　　B. 葡萄糖醛酸胆红素　　　　C. 胆红素硫酸酯
   D. 谷氨酸结合物　　　　　　E. 甲基结合物

6. 胆红素葡萄糖醛酸酯的生成需什么酶催化
   A. 葡萄糖醛酸基脱氢酶　　　　　　　　B. 葡萄糖醛酸基生成酶
   C. 葡萄糖醛酸基转移酶　　　　　　　　D. 葡萄糖醛酸基酯化酶
   E. 葡萄糖醛酸基结合酶

7. 结合胆红素具有下列特点
   A. 范登堡试验呈间接反应　　　　　　　B. 不易溶于水

C. 透过细胞膜的能力大　　　　　　　　　D. 能从尿中排出

E. 分子内呈现特定的卷曲结构

8. 参与肝肠循环的胆色素是

A. 未结合胆红素　　　　　　B. 结合胆红素　　　　　　C. 胆绿素

D. 胆素　　　　　　　　　　E. 胆素原

9. 对未结合胆红素的错误描述是

A. 与葡糖醛酸结合　　　　　B. 不能随尿排出　　　　　C. 与清蛋白结合

D. 间接反应胆红素　　　　　E. 对细胞毒性较大

10. 下列关于肝细胞性黄疸的叙述错误的是

A. 血清未结合胆红素增加　　　　　　　　B. 尿中胆红素排出阴性

C. 尿中胆素原排泄量下降　　　　　　　　D. 血中结合胆红素增加

E. 粪中胆素原排泄量减少

11. 导致尿胆素原排泄减少的主要原因是

A. 肠梗阻　　　　　　　　　B. 溶血　　　　　　　　　C. 肝细胞性黄疸

D. 胆道梗阻　　　　　　　　E. 肝硬化

12. 某胆结石病人出现明显的黄疸,推测黄疸是胆管结石引起的,支持这一诊断的化验结果不包括

A. 血清结合胆红素↑↑　　　　　　　　　B. 尿中胆素原阴性

C. 尿中胆红素阴性　　　　　　　　　　　D. 粪便中胆素原↓

E. 血清未结合胆红素正常

13. 某病人出现黄疸,检查发现其血清未结合胆红素明显升高,尿胆红素阴性,尿和粪便中胆素原明显增多。该病人出现黄疸的原因最有可能的是

A. 肝硬化　　　　　　　　　B. 胰头癌　　　　　　　　C. 急性溶血

D. 急性病毒性肝炎　　　　　E. 胆结石

二、名词解释

1. 未结合胆红素　2. 结合胆红素　3. 肠肝循环　4. 核黄疸　5. 黄疸　6. 高胆红素血症

三、填空题

1. 胆红素是_____的降解产物。衰老的红细胞被肝、脾、骨髓等_____识别并吞噬,释放出血红蛋白。血红蛋白随后被分解为_____和_____,血红素则在单核巨噬细胞系统细胞内降解生成_____。

2. 胆红素在血浆中主要以_____形式存在和运输。胆红素与清蛋白结合具有_____和_____。在血浆中与清蛋白结合运输的胆红素称为_____。

3. 胆红素进入肝细胞后,在胞质中与_____和_____两种配体蛋白相结合,形成胆红素-Y 蛋白或胆红素-Z 蛋白,其中以_____为主,并将其携带至肝细胞滑面内质网,主要在 UDP-葡萄糖醛酸转移酶的催化下,与_____结合,形成水溶性的葡萄糖醛酸胆红素,称_____。

4. 临床上根据黄疸发生的原因不同,分为_____、_____、_____。

5. 溶血性黄疸血清总胆红素、未结合胆红素含量_____,结合胆红素的浓度_____,尿胆红素_____,尿中尿胆素原和尿胆素_____,粪胆原与粪

胆素＿＿＿＿＿＿＿＿。

6. 肝细胞性黄疸血清中总胆红素、未结合胆红素浓度＿＿＿＿＿＿＿，血清结合胆红素浓度＿＿＿＿＿＿＿，尿胆红素呈＿＿＿＿＿＿＿，粪便颜色＿＿＿＿＿＿＿。

7. 阻塞性黄疸血清总胆红素、结合胆红素＿＿＿＿＿＿＿，未结合胆红素＿＿＿＿＿＿＿，尿胆红素呈＿＿＿＿＿＿＿。完全阻塞病人粪便呈＿＿＿＿＿＿＿，粪胆素原和尿胆素原均为＿＿＿＿＿＿＿。

四、问答题

1. 试述肝脏在胆色素代谢中的作用。

2. 试比较未结合胆红素与结合胆红素各自特点。

3. 根据血、尿化验如何区别溶血性黄疸、阻塞性黄疸与肝细胞性黄疸?

4. 某病人因患胰头癌,近日发现其粪便成为陶土色,皮肤、巩膜黄染,尿呈深褐色,请解释其临床表现。

【参考答案】

一、单项选择题

1. B　　2. C　　3. B　　4. C　　5. B　　6. C　　7. D　　8. B　　9. A　　10. B

11. D　　12. C　　13. C

二、名词解释

1. 未结合胆红素:未在肝内与葡萄糖醛酸结合转化,在血浆中与清蛋白结合运输的胆红素。

2. 结合胆红素:在肝脏内与葡萄糖醛酸结合转化的胆红素。

3. 肠肝循环:在生理情况下,肠中生成的胆素原约有 10%~20% 被肠道重吸收,经门静脉入肝,其中大部分再次随胆汁排入肠腔。

4. 核黄疸:过多的游离胆红素可与脑部基底核的脂类结合,干扰脑的正常功能。

5. 黄疸:胆红素呈金黄色,血浆中含量过高时,过量的胆红素可扩散入组织造成组织黄染,其中以皮肤和巩膜等组织最为明显,这一体征称为黄疸。

6. 高胆红素血症:体内胆红素生成过多、或肝细胞对胆红素的摄取、转化及排泄过程发生障碍均可引起血浆胆红素含量增多。

三、填空题

1. 铁卟啉类化合物　单核巨噬细胞系统细胞　珠蛋白　血红素　胆红素

2. 胆红素-清蛋白复合体　非特异性　可逆性　未结合胆红素

3. Y 蛋白　Z 蛋白　Y 蛋白　葡萄糖醛酸　结合胆红素

4. 溶血性黄疸　肝细胞性黄疸　阻塞性黄疸

5. 增多　无明显变化　阴性　增多　增多

6. 升高　升高　阳性　变浅

7. 升高　无明显变化　强阳性　灰白色或白陶土色　阴性

四、问答题

1. 答:血浆中的胆红素-清蛋白复合体运输到肝脏后,并不能直接进入肝细胞,在肝血窦内首先胆红素与清蛋白分离,然后与肝细胞膜表面具有结合胆红素的特异性受体结合,迅速被肝细胞摄取。胆红素进入肝细胞后,在胞质中与 Y 蛋白和 Z 蛋白两种配体蛋白相结合,形成胆红素-Y蛋白或胆红素-Z蛋白,其中以Y蛋白为主,并将其携带至肝细胞滑面内质网,主要在UDP-葡萄糖醛酸转移酶的催化下,与葡萄糖醛酸结合,形成水溶性的葡萄糖醛酸胆红素,还有少量与硫酸相结合生成硫酸酯。胆红素与葡萄糖醛酸结合是肝对有毒性胆红素一种根本性的生物转化解毒方式。

2. 答:未结合胆红素与葡萄糖醛酸未结合,脂溶性大,水溶性小,不能经肾随尿排出,对细胞有毒性作用。结合胆红素与葡萄糖醛酸结合,脂溶性小,水溶性大,能经肾随尿排出,对细胞无毒性作用。

3. 答:溶血性黄疸血清总胆红素、未结合胆红素含量增多,结合胆红素的浓度改变不大,尿胆红素阴性,尿中尿胆素原和尿胆素增多,粪胆原与粪胆素也增多。

肝细胞性黄疸血清中总胆红素、未结合胆红素浓度升高,尿胆红素呈阳性,粪便颜色变浅。

阻塞性黄疸血清总胆红素、结合胆红素升高,血清未结合胆红素可无明显变化,尿胆红素呈强阳性,胆素原减少。完全阻塞病人粪便呈灰白色或白陶土色,粪胆素原和尿胆素原均为阴性。

4. 答:胰头癌完全阻塞胆总管,病人粪便因无粪胆素原和粪胆素,也无胆素原被肠道重吸收回肝和血液,故粪便呈灰白色或白陶土色。胆管阻塞,使胆汁排泄障碍,引起胆小管和毛细胆管内压力增高破裂,结合胆红素返流入血,形成黄疸。由于大量结合胆红素能通过肾小球滤过,故尿呈深褐色。

（周 洁）

第十三章　心血管疾病

【学习精要】

第一节　动脉粥样硬化

动脉粥样硬化是与脂质代谢障碍有关的全身性疾病,基本病变是动脉内膜的脂质沉积、内膜灶状纤维化和粥样斑块形成,致管壁变硬、管腔狭窄,引起相应器官缺血性改变。

一、动脉粥样硬化的危险因素及发生机制

1. 危险因素　动脉粥样硬化的危险因素包括高脂血症、高血压、导致继发性高脂血症的疾病(如糖尿病、高胰岛素血症、甲状腺功能减退和肾病综合征)、吸烟、遗传因素及代谢综合征等,动脉粥样硬化随着年龄增加而增加,女性在绝经前动脉粥样硬化的发病率低于同龄组男性。

2. 发生机制　各种刺激因素,如机械性、血脂升高、吸烟、毒素和病毒等导致内皮细胞损伤和通透性增加,使血浆成分包括脂蛋白融入动脉壁。单核细胞聚集并迁入内皮下,摄取氧化型 LDL 形成泡沫细胞。平滑肌细胞向内膜迁移,吞噬脂质形成平滑肌源性泡沫细胞,刺激结缔组织增生迁移形成纤维帽。泡沫细胞坏死崩解,形成粥样斑块。

二、基本病理变化

1. 脂纹　是动脉粥样硬化肉眼可见的最早病变。肉眼观:为点状或条纹状黄色不隆起或微隆起于内膜的病灶。镜下观:病灶处的内膜下有大量泡沫细胞聚集。泡沫细胞来源于巨噬细胞和血管平滑肌细胞。

2. 纤维斑块　由脂纹发展而来。肉眼观:内膜表面散在不规则隆起的斑块,颜色从浅黄或灰黄色变为瓷白色。镜下观:表层为大量胶原纤维,与增生的平滑肌细胞及细胞外基质组成纤维帽,下方可见数量不等的泡沫细胞、平滑肌细胞、细胞外基质和炎细胞。

3. 粥样斑块　由纤维斑块深层细胞的坏死发展而来,是动脉粥样硬化的典型病变。肉眼观:内膜面可见灰黄色斑块,表面为白色质硬组织,深部为黄色或黄白色质软的粥样物质。镜下观:纤维帽下见大量不定形的坏死崩解产物、胆固醇结晶(针状空隙)、钙盐沉积,斑块底部和边缘出现肉芽组织,少量淋巴细胞和泡沫细胞,中膜变薄。

4. 继发性病变　指在纤维斑块和粥样斑块的基础上继发的病变,常见有:①斑块内出血;②斑块破裂;③血栓形成;④钙化;⑤动脉瘤形成;⑥血管腔狭窄。

三、主要动脉的粥样硬化

（一）主动脉粥样硬化

病变好发于主动脉的后壁及其分支开口处，以腹主动脉病变最为严重，依次为胸主动脉、主动脉弓和升主动脉。前述的各种病变在主动脉内膜均可出现。病变严重者易形成动脉瘤，破裂可发生致命性大出血。

（二）冠状动脉粥样硬化及冠状动脉粥样硬化性心脏病

1. 冠状动脉粥样硬化　是冠状动脉最常见的疾病。病变以左冠状动脉前降支最多见，其余依次为右主干、左主干或左旋支、后降支。

斑块性病变多发生于血管的心壁侧，切面呈新月形，管腔呈不同程度狭窄。根据管腔狭窄的程度分为四级：Ⅰ级≤25%；Ⅱ级25%～50%；Ⅲ级51%～75%；Ⅳ级≥75%。

2. 冠状动脉粥样硬化性心脏病　是指因狭窄性冠状动脉疾病而引起的心肌供血不足所造成的缺血性心脏病。

（1）心绞痛　是由于心肌急剧的、暂时性缺血、缺氧所造成的一种常见的临床综合征。临床表现为阵发性心前区疼痛或压迫感，可放射至心前区、左上肢，持续数分钟，少数老年病人可表现上腹疼痛，常与用力、情绪激动、暴饮暴食等因素有关。

心绞痛分为稳定性心绞痛、不稳定性心绞痛及变异性心绞痛三种。

（2）心肌梗死　是由于冠状动脉供血中断，致供血区持续缺血而导致的较大范围的心肌坏死。临床上有剧烈而较持久的胸骨后疼痛，可并发心律失常、休克或心力衰竭，多发生于中老年人。

根据心肌梗死的范围和深度可分为：①心内膜下心肌梗死：病变主要累及心室壁内层1/3的心肌，并波及肉柱和乳头肌，常表现为多发性、小灶性坏死。病变不规则地分布于左心室四周，严重时病灶扩大融合累及整个心内膜下心肌，引起环状梗死。②透壁性心肌梗死：心肌梗死的部位与闭塞的冠状动脉支供血区域一致，病灶较大，累及心室壁全层或未累及全层而深达室壁2/3，以左心室前壁、心尖部及室间隔前2/3及前内乳头肌多见，也可发生于左心室后壁、室间隔后1/3及右心室。

病理变化：心肌梗死多属贫血性梗死，梗死灶苍白色，周边有充血出血带。随后边缘区肉芽组织向梗死灶内长入，逐渐机化形成瘢痕组织。光镜下表现为心肌纤维早期凝固性坏死，核碎裂、消失，胞质均质红染或不规则粗颗粒状，间质不同程度的中性粒细胞浸润。

心肌梗死的并发症有心力衰竭、心脏破裂、室壁瘤、附壁血栓形成、心源性休克、急性心包炎及心律失常。

（3）冠状动脉性猝死　多见于40～50岁成年人，男性比女性多3.9倍，可发生于某种诱因后，如饮酒、劳累、吸烟及运动后，可立即死亡或在1小时～数小时后死亡，有的则在夜间睡眠中死亡。冠状动脉性猝死常见于在冠状动脉中至重度粥样硬化基础上，斑块内出血致冠状动脉狭窄或微循环血栓致栓塞，导致心肌急性缺血，引起心室颤动等严重心律失常。

（三）肾动脉粥样硬化　常累及肾动脉开口处及主干近侧端，也可累及弓形动脉和叶间动脉，可引起顽固性肾血管性高血压和肾组织梗死。肾组织梗死后机化遗留瘢痕，多个瘢痕可使肾固缩，称动脉粥样硬化性固缩肾。

（四）四肢动脉粥样硬化　以下肢多见，动脉管腔明显闭塞时，典型表现为间歇性跛行。当管腔完全闭塞而侧支循环不能很好建立时出现坏疽。

第二节　高血压病

高血压是指体循环动脉血压持续升高,可导致心、脑、肾和血管改变的最常见的临床综合征。高血压诊断标准为收缩压 ≥ 140mmHg（18.4kPa）和（或）舒张压 ≥ 90mmHg（12.0kPa）,分为原发性高血压和继发性高血压。

原发性高血压是一种以体循环动脉血压升高为主要表现的独立性全身性疾病,以全身细小动脉硬化为基本病变,发展到晚期常引起心、脑、肾及眼底病变,占高血压病人的90% ~ 95%。继发性高血压是患某些疾病伴随出现的血压升高,约占高血压病人5% ~ 10%,慢性肾小球肾炎、肾动脉狭窄、肾盂肾炎所引起的肾性高血压,盐皮质激素增多症、嗜铬细胞瘤、肾上腺肿瘤所引起的内分泌性高血压。

一、病因及发病机制

1. 遗传因素　原发性高血压是多基因遗传病,遗传缺陷或基因变异、突变与高血压密切相关。

2. 膳食因素　高盐食、中度以上饮酒是高血压发病因素,肥胖可以独立增高高血压的发病危险。

3. 社会心理因素　人处于长期精神紧张、焦虑等情况下血压升高。

4. 神经内分泌因素　细动脉的交感神经纤维兴奋性增强是高血压发病的重要神经因素。

5. 体力活动　体力活动与高血压呈负相关,缺乏体力活动的人发生高血压危险性高于体力活动的人。

二、类型与病理变化

（一）良性高血压

良性高血压又称缓进型高血压,一般起病隐匿,进展缓慢,病程可达数十年。

1. 功能紊乱期　为高血压的早期阶段。全身细小动脉间歇性痉挛收缩、血压升高,动脉本身并未出现器质性病变。临床表现为血压升高,但常有波动,可伴有头晕、头痛。

2. 动脉病变期　此期临床表现为血压明显升高,失去波动性。

（1）细动脉硬化:是高血压病的主要病变特征,表现为细小动脉玻璃样变,最易累及脾中央动脉、肾入球动脉、视网膜中央动脉等。由于血浆蛋白渗入血管壁,平滑肌细胞分泌大量细胞外基质,使血管壁结构消失,逐渐凝固成红染无结构均质的玻璃样物质,导致细动脉壁增厚,管腔缩小甚至闭塞。

（2）肌型小动脉硬化:主要累及肾小叶间动脉、弓状动脉及脑的小动脉等。小动脉内膜胶原纤维及弹性纤维增生,内弹力膜分裂。中膜平滑肌细胞增生、肥大,不同程度的胶原纤维和弹力纤维增生,血管壁增厚,管腔狭窄。

（3）大动脉硬化:弹力肌型或弹力型大动脉无明显病变或并发动脉粥样硬化。

3. 内脏病变期

（1）心脏病变:肉眼观:左心室肥大,心脏重量增加,左心室壁增厚,乳头肌和肉柱增粗,心腔不扩张称为向心性肥大,后期逐渐出现心腔扩张,称为离心性肥大。镜下观:心肌细胞增粗、变长,细胞核肥大,呈圆形或椭圆形,核深染。

心脏发生的上述病变,称为高血压性心脏病。

(2)肾脏病变:肉眼观:双侧肾脏对称性缩小,质地变硬,肾表面凹凸不平,呈细颗粒状,称为原发性颗粒性固缩肾。镜下观:肾入球动脉的玻璃样变和肌型小动脉硬化,管壁增厚,管腔狭窄,病变的肾小球纤维化、玻璃样变,相应的肾小管因萎缩,间质纤维组织增生,淋巴细胞浸润。病变相对较轻的肾单位肾小球代偿性肥大,肾小管代偿性扩张。

(3)脑病变:高血压的脑病变主要表现脑水肿或高血压脑病、脑软化、脑出血。

(4)视网膜病变:视网膜中央动脉发生细动脉硬化。

(二)恶性高血压

亦称急进型高血压,多见于青少年,血压显著升高,病变进展迅速,可发生高血压脑病,或较早出现肾衰竭,或出现视网膜出血及视盘水肿。特征性的病变是增生性小动脉硬化和坏死性细动脉炎,病变主要累及肾、脑和视网膜。

第三节　风　湿　病

风湿病是一种与 A 组 β 溶血性链球菌感染有关的变态反应性疾病。病变主要累及全身结缔组织及血管,常形成特征性风湿肉芽肿即 Aschoff 小体。病变最常累及心脏、关节和血管等处,以心脏病变最为严重。

一、病因和发病机制

本病的发病与 A 组 β 溶血性链球菌感染有关。A 组 β 溶血性链球菌中的 M 蛋白质抗原与人心瓣膜和脑等组织存在交叉抗原性,可引起交叉免疫反应;A 组溶血性链球菌的某些成分,其分子结构可能和人体组织的分子结构相同或类似,因而产生交叉反应,引发自身免疫。

二、基本病理变化

1. 变质渗出期　是风湿病的早期改变。在心脏、浆膜、关节、皮肤等病变部位表现为结缔组织基质的黏液样变性和胶原纤维素样坏死。同时在浆液纤维素渗出过程中,有少量淋巴细胞、浆细胞、单核细胞浸润。

2. 增生期或肉芽肿期　此期病变特点是在变质渗出的基础上,在心肌间质、心内膜下和皮下结缔组织中,可见具有特征性的肉芽肿性病变,称为风湿小体或 Aschoff 小体。风湿小体由风湿细胞聚集于纤维素样坏死灶内,伴少量的淋巴细胞和浆细胞浸润。风湿细胞由巨噬细胞转变而来的,体积较大,呈圆形,胞质丰富,略嗜碱性,核大,圆形或椭圆形,染色质集中于中央,核的横切面似枭眼状,纵切面呈毛虫状,有时可见多个核的 Aschoff 巨细胞。

3. 纤维化期或硬化期　Aschoff 小体中的坏死细胞逐渐被吸收,风湿细胞转变为成纤维细胞,使风湿小体逐渐纤维化,最后形成梭形小瘢痕。

三、风湿病的各器官病变

1. 风湿性心脏病

(1)风湿性心内膜炎　主要侵犯心瓣膜,其中二尖瓣最常受累,其次为二尖瓣和主动脉瓣同时受累,主动脉瓣、三尖瓣和肺动脉瓣极少受累。病变初期,受累瓣膜肿胀,出现黏液变性、纤维素样坏死、浆液渗出和炎细胞浸润,瓣膜闭锁缘上形成单行排列的疣状赘生物。镜下,赘生物由血小板和纤维蛋白构成,伴小灶状的纤维素样坏死,其周围可出现少量的Aschoff细胞。病变后期瓣膜增厚、变硬、卷曲、短缩,以及瓣膜间互相粘连、腱索增粗短缩,最后形成慢性心瓣膜病。

(2)风湿性心肌炎 主要累及心肌间质结缔组织,常表现为灶状间质性心肌炎、间质水肿,在间质血管附近可见Aschoff小体和少量的淋巴细胞浸润,以及小体发生纤维化所形成的梭形小瘢痕。

(3)风湿性心外膜炎 病变主要累及心外膜脏层,呈浆液性或纤维素性炎症。在心外膜腔内有大量浆液渗出。渗出以纤维素为主时形绒毛心,纤维素如不能被溶解吸收,则发生机化形成缩窄性心外膜炎。

2. 风湿性关节炎 风湿性关节炎最常侵犯膝、踝、肩、腕、肘等大关节,呈游走性、反复发作性。关节局部出现红、肿、热、痛和功能障碍。关节腔内有浆液及纤维蛋白渗出。

3. 皮肤病变 急性风湿病时,皮肤出现环形红斑和皮下结节,具有诊断意义。

4. 风湿性动脉炎 风湿性动脉炎大小动脉均可受累,以小动脉受累较为常见。急性期,血管壁发生纤维素样坏死。病变后期,血管壁纤维化而增厚,管腔狭窄,并发血栓形成。

5. 风湿性脑病 多见于5～12岁儿童,女孩较多。主要病变为脑的风湿性动脉炎和皮质下脑炎,主要累及大脑皮质、基底节、丘脑及小脑皮层。锥体外系受累时,患儿出现肢体的不自主运动,称为小舞蹈病。

第四节 慢性心瓣膜病

心瓣膜病是指心瓣膜受各种原因损伤后或先天性发育异常所造成的器质性病变,表现为瓣膜口狭窄和(或)关闭不全,最后导致心功能不全,引起全身血液循环障碍。

一、二尖瓣狭窄

二尖瓣狭窄主要由风湿性心内膜炎引起,少数由感染性心内膜炎引起。病变早期瓣膜轻度增厚,呈隔膜状;后期瓣叶增厚、硬化、腱索缩短,使瓣膜呈鱼口状。腱索及乳头肌明显粘连短缩,常合并关闭不全。

二、二尖瓣关闭不全

二尖瓣关闭不全多为风湿性心内膜炎的后果,也可由亚急性细菌性心内膜炎等引起。另外,二尖瓣脱垂、瓣环钙化、先天性病变以及腱索异常、乳头肌功能障碍等亦可导致此病的发生。二尖瓣狭窄和关闭不全常合并发生。

三、主动脉瓣狭窄

主动脉瓣狭窄主要由风湿性主动脉炎引起,少数是先天性发育异常,动脉粥样硬化引起瓣膜钙化所致。因瓣膜间发生粘连、增厚、变硬,并发生钙化致瓣膜口狭窄。

四、主动脉瓣关闭不全

主动脉瓣关闭不全主要由风湿性主动脉炎引起,亦可由感染性心内膜炎、主动脉粥样硬化、梅毒性主动脉炎引起。另外,类风湿性主动脉炎及 Marfall 综合征也可使主动脉环扩大而造成主动脉关闭不全。

第五节　心力衰竭

心力衰竭系心功能不全的失代偿阶段,是指在各种致病因素作用下,心脏的收缩和(或)舒张功能障碍,使心排出量绝对或相对减少,不能满足机体代谢需要的病理过程或综合征。

一、心力衰竭的诱因、病因与分类

1. 诱因　心力衰竭的诱因有感染、发热、心律失常、妊娠和分娩等,其他如体力活动、情绪激动、出血和贫血、输血和输液过快、酸中毒、洋地黄类药物应用过量、甲状腺功能亢进和气候的急剧变化都可作为心力衰竭的诱因。

2. 病因　心力衰竭的病因有原发性心肌舒缩功能障碍及心脏负荷过度。

3. 心力衰竭的分类

(1)按照临床表现分:①根据病情的严重程度可分为轻度(一级或二级心功能状态)、中度(三级心功能状态)和重度心力衰竭(四级心功能状态);②根据病程发展速度可分为急性心力衰竭和慢性心力衰竭;③按照心力衰竭发生的部位可分为左心衰竭、右心衰竭和全心衰竭。

(2)按照心排出量分:①低排出量性心力衰竭;②高排出量性心力衰竭。

(3)按心肌收缩与舒张功能的障碍分:①收缩功能不全性心力衰竭(收缩性衰竭);②舒张功能不全性心力衰竭(舒张性衰竭)。

二、心力衰竭机体的代偿功能

1. 心脏本身的代偿反应　主要有心率加快、心脏扩及心肌肥大。心肌肥大分向心性肥大与离心性肥大种。

2. 心外的代偿　主要有血容量增加、血液重新分配、组织利用氧的能力增强及红细胞增多。

三、心力衰竭的发生机制

目前一般认为心肌收缩性减弱、心室舒张功能异常、心室各部舒缩活动不协调是心力衰竭发生的基本机制。

1. 心肌收缩性减弱

(1)心肌结构的破坏:主要表现为心肌细胞坏死及心肌细胞凋亡。

(2)心肌能量代谢障碍:主要表现为心肌能量生成障碍、心肌能量利用障碍。

(3)心肌兴奋-收缩耦联障碍:常由细胞外 Ca^{2+} 进入细胞内减少、肌浆网摄取、储存和释放 Ca^{2+} 减少以及肌钙蛋白与 Ca^{2+} 结合障碍等环节造成。

（4）心肌肥大时的不平衡生长　　主要表现为：①心脏交感神经元轴突的生长相对不足；②肥大的心肌内微动脉和毛细血管数量不能随心肌肥大而按比例增加；③肥大的心肌细胞表面积相对减少；④肥大心肌的肌球蛋白 ATP 酶活性下降。

2. 心肌舒张功能障碍

（1）舒张期胞浆内 Ca^{2+} 浓度下降延缓　　机制：①通过肌浆网钙泵被重新摄回肌浆网；②通过肌膜的钙泵（Ca^{2+} - ATP 酶）排出到细胞外。

（2）肌球-肌动蛋白复合体解离障碍　　任何原因造成的心肌能量供应不足，都可能造成横桥解离障碍，进而引起舒张功能障碍。

（3）心室舒张势能减少　　任何造成心肌收缩性下降的原因，都能改变收缩末期心脏的构型，进而降低心室舒张势能，引起心脏舒张功能障碍。

（4）心室顺应性降低　　引起心室顺应性降低的常见原因有心肌肥大引起的室壁增厚、心肌炎、水肿、纤维化及间质增生等。

3. 心脏舒缩活动不协调

心脏舒缩活动不协调最常见的原因是各种类型的心律失常。各种引起心力衰竭的病因如心肌炎、严重贫血、高血压性心脏病、肺心病，特别是冠心病、心肌梗死，其病变区和非病变区的心肌在兴奋性、自律性、传导性、收缩性方面发生巨大差异，在此基础上可引起心律失常，造成心脏各部舒缩活动不协调。

四、心力衰竭时机体的代谢和功能变化

1. 心血管系统的变化　　心力衰竭时，心血管系统表现为心泵功能降低、动脉血压下降、血容量增加与血流缓慢。

2. 呼吸系统的变化　　主要表现为呼吸困难、急性肺水肿。

3. 其他系统的变化　　①胃肠淤血、水肿，病人出现食欲不振、消化不良、恶心、呕吐和腹胀等；②肝功能障碍、肝区压痛和上腹不适感，甚至可出现黄疸和淤血性肝硬化（心源性肝硬化）③肾功能肾功能降低，常出现少尿、蛋白尿、尿中有红细胞、白细胞和管型；④中枢神经系统因供血不足、缺氧，病人可出现头痛、失眠、疲劳、记忆力减退等症状。

五、心力衰竭防治和护理的病理生理基础

1. 心力衰竭防治的病理生理学基础

（1）积极防治原发疾病　　如治疗先天性心脏病、心肌炎、贫血和甲状腺功能亢进症，补充 $VitB_1$，控制高血压和冠心病等。

（2）消除诱因　　如控制感染，纠正心律失常，维持水电解质和酸碱平衡等。

（3）改善心肌的舒缩功能　　采用各类强心药物（例如强心苷和其他正性肌力作用药物）提高心肌的收缩性。用钙拮抗剂阻止 Ca^{2+} 内流，改善心肌的舒张性。

（4）减轻心脏负荷　　①降低后负荷；②调整前负荷。

2. 密切观察病情，加强护理

（1）密切观察病人的呼吸、血压、心率、尿量、神志、意识等变化。

（2）保持环境安静、舒适和空气流通，安慰鼓励病人，保持情绪稳定。

（3）给予病人易消化、营养丰富、多维生素的低热量、低盐饮食，少吃多餐。

（4）控制输液的速度和量,预防肺水肿、休克的发生,使用药物(特别是洋地黄类药物)密切注意观察药物的副作用和毒性作用等。

【测试题】

一、单项选择题

1. 在风湿病中最具有诊断意义的病变是
   A. 胶原纤维的纤维素样变性　　B. 风湿小体　　　　　　C. 心外膜纤维素渗出
   D. 心瓣膜纤维组织增生　　　　E. 心肌变性坏死

2. 下述关于二尖瓣狭窄哪项是错误的
   A. 左心室肥大、扩张　　　　　B. 右心室肥大、扩张　　C. 左心房肥大、扩张
   D. 右心房肥大、扩张　　　　　E. 肺水瘀血、水肿

3. 病人脂质代谢障碍引起动脉粥样硬化症最主要的影响因素是
   A. 乳糜微粒　　　　　　　　　B. 高密度脂蛋白　　　　C. 低密度脂蛋白
   D. 极低密度脂蛋　　　　　　　E. 白蛋白

4. 风湿性心内膜炎最常累及的心瓣膜是
   A. 二尖瓣　　　　　　　　　　B. 主动脉瓣　　　　　　C. 肺动脉瓣
   D. 二尖瓣、主动脉瓣联合受累　E. 三尖瓣

5. 风湿病属于变态反应疾病,主要累及的组织是
   A. 心脏瓣膜及关节组织　　　　B. 神经组织　　　　　　C. 全身结缔组织
   D. 全身多种组织　　　　　　　E. 以上都错

6. 缓进型高血压病变主要累及
   A. 全身大、中型动脉　　　　　B. 全身细小动脉　　　　C. 全身毛细血管
   D. 视网膜中央动脉　　　　　　E. 全身小静脉

7. 动脉粥样硬化好发部位
   A. 全身大、中型动脉　　　　　B. 全身毛细血管　　　　C. 全身细小动脉
   D. 肾脏入球小动脉　　　　　　E. 全身小静脉

8. 下述关于风湿病的叙述哪项是错误的
   A. 风湿病属于变态反应性疾病
   B. 抗"O"滴度升高提示本病是溶血性链球菌的直接作用
   C. 风湿病是一种结缔组织疾病
   D. 风湿病常累及心脏、关节、血管等,其中以心脏病最为重要
   E. 风湿病累及关节病变较轻

9. 冠状动脉粥样硬化最常受累的动脉是
   A. 左冠状动脉前降支　　　　　B. 右冠状动脉主干　　　C. 左冠状动脉主干
   D. 左冠状动脉回旋支　　　　　E. 以上均不是

10. 右心衰竭时,下述哪项症状不会出现
    A. 身体下垂部分及皮下水肿　　B. 胸腔积液　　　　　　C. 肝脏淤血
    D. 肺水肿　　　　　　　　　　E. 腹腔积液

11. 二尖瓣狭窄时,早期代偿性变化表现为
    A. 左心房代偿性肥大　　　　　B. 肺淤血水肿　　　　　C. 肺动脉高压

D. 右心室代偿性肥大　　　　E. 左心房代偿性肥大

12. 左心衰竭下述症状哪项不会有
 A. 身体下垂部分及皮下水肿　　B. 肺淤血水肿　　　　C. 咯血、胸痛
 D. 气喘、呼吸困难　　　　E. 端坐呼吸

13. 高血压脑出血的最常见部位是
 A. 脑桥　　　　　　　　B. 延脑　　　　　　　C. 丘脑
 D. 基底节、内囊　　　　E. 小脑

14. 哪项不属于动脉粥样硬化的继发性病变
 A. 斑块内出血　　　　　B. 斑块破裂　　　　　C. 动脉壁纤维化
 D. 钙化　　　　　　　　E. 动脉瘤

15. 心肌梗死最好发的部位是
 A. 左室前壁，心尖，室间隔前 2/3
 B. 左室后壁，室间隔后 1/3 及右室大部分
 C. 左心室侧壁
 D. 左心室乳头肌
 E. 室间隔

16. 高血压性心脏病代偿期早期形态学特征
 A. 右心室肥大　　　　　　　　B. 心肌纤维变性坏死
 C. 心肌间质纤维组织增生　　　　D. 左心室肥大
 E. 心肌水肿

17. 风湿病中具有诊断意义的病变是
 A. 纤维素样坏死　　　　B. 阿少夫小体形成　　　C. 浆细胞
 D. 淋巴细胞　　　　　　E. 巨噬细胞

18. 高血压病的发病与哪些因素关系不大
 A. 遗传因素　　　　　　　　　B. 社会心理应激
 C. 每日饮食摄盐量过多　　　　D. 患动脉粥样硬化
 E. 糖尿病

19. 关于缓进型高血压的叙述哪项是错误的
 A. 产生原发性颗粒性固缩肾　　　　B. 引起视乳头水肿和左心室肥厚
 C. 最严重的合并症是脑出血　　　　D. 引起下肢坏疽
 E. 细动脉玻璃样变性

20. 动脉粥样硬化的叙述哪项是错误的
 A. 血浆低密度脂蛋白水平持续升高与动脉粥样硬化有关
 B. 大量吸烟有助于动脉粥样硬化的形成
 C. 高血压可促进动脉粥样硬化的形成
 D. 与是否患有糖尿病无关
 E. 动脉粥样硬化的继发改变有血栓形成

21. 下列哪项不属于动脉粥样硬化的危险因素
 A. 血浆高密度脂蛋白水平持续升高　　B. 血浆低密度脂蛋白水平持续升高
 C. 大量吸烟　　　　　　　　　　　　D. 高血压病

E. 高胆固醇血症

22. 关于风湿病的叙述哪项是不正确的
    A. 风湿病累及全身结缔组织,属变态反应性疾病
    B. 风湿性心内膜炎引起的慢性瓣膜病严重影响心脏功能
    C. 以心脏病对患者的危害最大,同时风湿性关节炎多可致关节畸形
    D. 皮下结节、环形红斑对临床诊断风湿病有帮助
    E. A 和 B 是正确的

23. 高血压时心脏产生的向心性肥大是指
    A. 左心室心肌肥厚而心腔不扩张
    B. 左心室心肌肥厚而心腔扩张
    C. 左心室壁厚度正常而心腔明显扩张
    D. 左心室左心房心肌明显肥厚
    E. 都是

24. 二尖瓣关闭不全时,早期代偿性变化表现为
    A. 左心房代偿性肥大   B. 左心室代偿性肥大
    C. 肺淤血肺动脉高压   D. 右心室右心房肥大
    E. 均不是

25. 最初,缓进型高血压影响血压升高的主要因素是
    A. 原发性颗粒性固缩肾   B. 全身细小动脉痉挛,以后发生硬化
    C. 左心室肥大   D. 脑细小动脉发生硬化
    E. 均不是

26. 左心室压力负荷增加见于
    A. 甲状腺功能亢进   B. 高血压病   C. 肺动脉高压
    D. 冠心病   E. 心肌梗死

27. 左心室容量负荷增加见于
    A. 主动脉瓣关闭不全   B. 心肌梗死   C. 肺动脉高压
    D. 高血压   E. 二尖瓣狭窄

28. 最容易发生心脏向心性肥大的疾病是
    A. 甲状腺功能亢进   B. 严重贫血   C. 维生素 B1 缺乏
    D. 高血压病   E. AB 都是

29. 最容易发生心脏离心性肥大的疾病
    A. 高血压病   B. 主动脉瓣关闭不全   C. 主动脉瓣狭窄
    D. 肺动脉高压   E. 以上都是

30. 左心功能不全时发生呼吸困难的主要原因是
    A. 心肌缺血缺氧   B. 低血压
    C. 肺淤血、肺水肿   D. 体循环淤血,回心血量减少
    E. 体循环缺血,回心血量增加

31. 下列哪项不是心力衰竭的诱因
    A. 感染、劳累   B. 分娩   C. 心律失常
    D. 心肌梗死   E. AB 都是

32. 下列哪项不是心功能不全代偿期的代偿形式
    A. 心率加快
    B. 心脏紧张源性扩张
    C. 心脏肌源性扩张
    D. 心肌肥大
    E. 以上都不是

33. 维生素 B1 缺乏引起心力衰竭的主要机制是
    A. 能量生成障碍
    B. 能量利用障碍
    C. 肌浆网对钙离子摄取、储存、释放减少
    D. 肌钙蛋白与钙结合减少
    E. 以上都是

34. 夜间阵发性呼吸困难的发生机制是
    A. 平卧时胸腔容积减少
    B. 入睡后迷走神经兴奋
    C. 入睡后中枢神经系统处于抑制状态
    D. ABC 都是
    E. AB 是

35. 原发性高血压的基本病变是
    A. 全身细小动脉痉挛
    B. 全身细小动脉硬化
    C. 中动脉硬化
    D. 大动脉硬化
    E. 毛细血管硬化

36. 心肌梗死的合并症有
    A. 心力衰竭
    B. 心律失常
    C. 心室壁瘤,附壁血栓形成
    D. 心脏破裂
    E. 以上都是

37. 心力衰竭最特征性的血流动力学变化是
    A. 肺动脉循环充血
    B. 动脉血压下降
    C. 心输出降低
    D. 毛细血管前阻力增大
    E. 体循环静脉淤血

38. 下列哪种肌节长度的收缩力最强
    A. 1.8μm
    B. 2.0μm
    C. 2.2μm
    D. 2.4μm
    E. 2.6μm

39. 下列哪种疾病可引起左室后负荷增大
    A. 甲亢症
    B. 严重贫血
    C. 心肌炎
    D. 心肌梗塞
    E. 高血压病

40. 下列哪项变化在急性心衰不会发生
    A. 心率加快
    B. 肺水肿
    C. 心肌肥大
    D. 血压下降
    E. 皮肤苍白

41. 下列哪种情况可引起心肌向心性肥大
    A. 心肌梗塞
    B. 主动脉瓣闭锁不全
    C. 脚气病
    D. 高血压病
    E. 严重贫血

42. 在血容量增加的代偿反应中起主要作用的脏器是
    A. 心
    B. 肝
    C. 脾
    D. 肺
    E. 肾

43. 下列哪项不是心脏向心性肥大的特点
    A. 肌纤维变粗
    B. 室壁增厚

C. 心腔无明显扩大　　　　　　　D. 心肌纤维呈串联性增大

E. 室腔直径与室壁厚度比值小于正常

44. 下列哪种疾病引起的心衰不属于低输出量性心衰

A. 冠心病　　　　　B. 心肌炎　　　　　C. 二尖瓣狭窄

D. 甲亢症　　　　　E. 主动脉瓣狭窄

45. 下列哪项属于心衰时肺循环淤血的表现

A. 肝颈静脉返流征阳性　　　　　B. 夜间阵发性呼吸困难

C. 下肢水肿　　　　　　　　　　D. 肝肿大压痛

E. 颈静脉怒张

二、名词解释

1. 风湿病　2. 环形红斑　3. 动脉瘤　4. 阿少夫小体　5. 向心性肥大　6. 高血压脑病　7. 绒毛心　8. 心绞痛　9. 冠心病

三、填空题

1. 风湿病的基本病变分为_____、_____、_____三个期。

2. 粥样斑块的继发性变化有_____、_____、_____、_____、_____。

3. 心肌梗死的合并症及后果可能为_____、_____、_____、_____。

4. 心肌梗死分为_____及_____。

5. 动脉粥样硬化的基本病变分为_____、_____、_____和_____四个时期。

6. 风心病最常受累的瓣膜是_____,其次是_____。

7. 良性高血压病可分为_____、_____、_____三个时期。

8. 动脉粥样硬化症病变主要累及的是_____动脉,而高血压的病变主要累及_____动脉。

四、问答题

1. 风湿病与 A 组 β 溶血性链球菌感染有关的变态反应性疾病的证据有哪些？如何预防？

2. 风湿病的基本病变及发展过程有何特点？

3. 风湿性心内膜炎与亚急性细菌性心内膜炎的赘生物在大体及镜下有何不同？各有何结局？

4. 试述长期高血压引起心力衰竭的发病机制。

【参考答案】

一、单项选择题

1. B　2. A　3. C　4. D　5. C　6. B　7. A　8. B　9. A　10. D
11. A　12. A　13. D　14. D　15. A　16. D　17. B　18. D　19. D　20. D
21. A　22. C　23. A　24. A　25. B　26. D　27. A　28. D　29. B　30. C
31. D　32. A　33. A　34. D　35. B　36. E　37. C　38. C　39. E　40. C
41. D　42. B　43. D　44. D　45. B

二、名词解释

1. 风湿病:是一种与 A 组乙型溶血性链球菌感染有关的变态反应性炎症性疾病。

2. 环形红斑:急性风湿病时,皮肤出现环行红斑表现为四肢的淡红色环行红晕,镜下为非特异性炎症。

3. 动脉瘤:在血管内压力的作用下,动脉壁局限性扩张。

4. 阿少夫小体:是由成群的风湿细胞聚集于纤维素样坏死灶内,并由少量的淋巴细胞和浆细胞构成。风湿细胞是由增生的巨噬细胞吞噬纤维素样坏死物质转变而来的。

5. 向心性肥大:在长期过度压力负荷作用下引起心肌肌节并联性增生,心肌纤维变粗,室壁增厚不伴有心腔扩张的心肌肥大。

6. 离心性肥大:在长期过度容量负荷作用下引起心肌肌节呈串联性增生,心肌纤维长度加大并伴有心腔扩张的心肌肥大。

7. 劳力性呼吸困难:是心力衰竭早期病人在体力活动时出现的一种呼吸困难,休息后减轻或消失。其发生机制与活动时血液循环速度加快,回心血量增加及心率加快、耗氧量增加引起肺淤血和缺氧加重有关。

8 端坐呼吸:是严重的左心衰竭病人在安静时即感到呼吸困难,平卧时尤甚,为了减轻呼吸困难被迫采取坐位或半卧位。

9. 心绞痛:由于冠状动脉供血不足或心肌耗氧量骤增,导致心肌急性、暂时性的缺氧所致临床综合征。

三、填空题

1. 变质渗出期 增生期或肉芽肿期 纤维化期或硬化期

2. 斑块内出血 斑块破裂 血栓形成 钙化 动脉瘤形成

3. 心力衰竭 心脏破裂 室壁瘤 心源性休克

4. 心内膜下心肌梗死 透壁性心肌梗死

5. 脂纹 纤维斑块 粥样斑块 继发性病变

6. 二尖瓣 二尖瓣和主动脉瓣同时受累

7. 功能紊乱期 动脉病变期 内脏病变期

8. 大中型 细小

四、问答题

1. 答:风湿病的好发地区、季节、发病率与链球菌性喉炎的好发地区、季节、发病率密切相关;患者血中的抗链球菌溶血素抗体滴度增高;应用青霉素类药物可以预防和这里链球菌感染并明显减少风湿病的发生。

2. 答:(1)变质渗出期 是风湿病的早期改变。在心脏、浆膜、关节、皮肤等病变部位表现为结缔组织基质的黏液样变性和胶原纤维素样坏死。同时在浆液纤维素渗出过程中,有少量淋巴细胞、浆细胞、单核细胞浸润。此期病变可持续 1 个月。

(2)增生期或肉芽肿期 此期病变特点是在变质渗出的基础上,在心肌间质、心内膜下和皮下结缔组织中,可见具有特征性的肉芽肿性病变,称为风湿小体或 Aschoff 小体(图 13-15)。此期病变可持续 2 ~ 3 个月。

(3)纤维化期或硬化期 Aschof 小体中的坏死细胞逐渐被吸收,风湿细胞转变为成纤维细胞,使风湿小体逐渐纤维化,最后形成梭形小瘢痕。此期病变可持续 2 ~ 3 个月。

上述整个病程约为 4 ~ 6 个月。由于风湿病病变具有反复发作的性质,在受累的器官和组织中常可见到新旧病变并存的现象。病变持续反复进展,纤维化的瘢痕可不断形成,破坏组织结构,影响器官功能。

3. 答:风湿性心内膜炎与亚急性细菌性心内膜炎的赘生物的区别及结局总结如下表。

	风湿性心内膜炎	亚急性细菌性心内膜炎
病因	与 A 族 P 溶血性链球菌感染有关的变态反应性疾病	草绿色链球菌等直接侵犯心瓣膜引起
好发部位	二尖瓣、主动脉瓣	二尖瓣。主动脉瓣游离缘的闭锁区
赘生物特点	赘生物细小,串球菌排列,不易脱落,瓣膜水肿,胶原纤维素样演变性;赘生物由血小板和纤维素构成。	赘生物大、软,呈息肉状,单个或多个,质脆易脱落,镜下见炎症细胞、细菌团、血小板、纤维素和少量坏死。
结局	瓣膜常有风湿病变,多次发作引起瓣膜变形,致狭窄、关闭不全,导致心力衰竭	

4. 答:长期高血压引起左室肥厚,导致冠脉储备能力下降,或并发冠状动脉病变。临床表现为早期左室舒张功能障碍,晚期左室收缩功能不全。

(王　霞)

第十四章 呼吸系统疾病

【学习精要】

第一节 慢性阻塞性肺疾病

慢性阻塞性肺疾病的病变特征是小气道出现不可逆性慢性阻塞,包括慢性支气管炎、肺气肿、支气管扩张症和支气管哮喘等。

一、慢性支气管炎

慢性支气管炎是指气管、支气管黏膜及其周围组织的慢性非特异性炎症,好发于冬春季节,以中老年人多见。

（一）病因和发病机制

由内、外多重因素长期相互作用所致。

1. 感染因素 流感病毒、鼻病毒、腺病毒、呼吸道合胞病毒、肺炎链球菌、流感嗜血杆菌反复感染。

2. 理化因素 吸烟、大气污染、接触职业粉尘

3. 其他因素 过敏反应、年龄增大、气候寒冷

（二）病理变化

各级支气管均可受累。病变早期,主要累及较大的支气管,病变较轻。逐级向下蔓延累及小支气管、细支气管及其周围。

1. 呼吸道黏膜上皮损伤 假复层纤毛柱状上皮细胞发生变性、坏死脱落,甚至发生鳞化,杯状细胞增多。

2. 呼吸道腺体变化 黏液腺增生、肥大,分泌亢进,部分浆液腺发生黏液化。病变晚期,腺泡萎缩,黏液分泌明显减少。

3. 呼吸道管壁病变 呼吸道黏膜和黏膜下层充血、水肿及淋巴细胞、浆细胞等浸润,管壁平滑肌束萎缩、断裂(喘息型者,平滑肌束反而增生、肥大),软骨发生变性、钙化和骨化。

（三）临床病理联系

以咳嗽、咳痰或伴有喘息为主,上述症状反复发作,每年至少持续 3 个月且连续 2 年以上。病变发展到小气道阻塞性通气障碍,使肺泡过度充气,并发阻塞性肺气肿。

二、肺 气 肿

肺气肿是指末梢肺组织(呼吸性细支气管、肺泡管、肺泡囊和肺泡)因残气量增多而呈异

常持久扩张,伴有肺泡间隔断裂,导致肺组织体积膨大,功能下降的一种病理状态。

（一）病因和发病机制

肺气肿常继发于慢性支气管炎、支气管扩张症、支气管哮喘等阻塞性肺疾病,尤其以慢性阻塞性细支气管炎最常见。此外,α1-抗胰蛋白酶缺乏、吸烟、大气污染和尘肺也可引起肺气肿。

（二）病理变化及类型

1. 病理变化　肉眼观,肺体积膨大,边缘钝圆,色灰白,柔软而缺乏弹性,指压后有压痕,表面及切面可见扩大的含气囊泡,囊泡大小不等,大的囊泡直径可超过 1cm。镜下观,肺泡高度扩张,肺泡间隔变窄甚至断裂,相邻肺泡相互融合成大小不等的囊腔。肺泡壁上的毛细血管数目明显减少,肺小动脉内膜纤维性增厚。

2. 类型　分为肺泡性肺气肿、间质性肺气肿、代偿性肺气肿和老年性肺气肿等,以肺泡性肺气肿最为常见。

（1）肺泡性肺气肿　常由小气道阻塞性通气障碍引起,又称阻塞性肺气肿。分为腺泡中央型肺气肿、腺泡周围型肺气肿和全腺泡型肺气肿。腺泡中央型肺气肿的病变特点是呼吸性细支气管扩张,肺泡管、肺泡囊基本正常。腺泡周围型肺气肿的病变特点是基本正常,而肺泡管、肺泡囊扩张。全腺泡型肺气肿的病变特点是呼吸性细支气管、肺泡管、肺泡囊和肺泡呈小囊状扩张。若病变继续发展,肺泡间隔断裂并相互融合成较大囊泡,又称为囊泡性肺气肿。

（2）间质性肺气肿　由于肺泡间隔或小气道管壁破裂,空气进入肺间质所致。

（3）代偿性肺气肿　肺萎缩及肺叶切除后残余肺组织或肺炎症实变病灶周围肺组织的肺泡因代偿性过度充气而发生扩张,或伴有肺泡间隔破裂融合。

（4）老年性肺气肿　一般发病较晚,是老年人肺组织发生退行性病变所致。

（三）临床病理联系

表现气促、胸闷、发绀等呼气性呼吸困难,出现特征性"桶状胸"。因肺泡间隔毛细血管受压和减少,使肺循环阻力增加,并发慢性肺源性心脏病。

三、支气管扩张症

支气管扩张症是指小支气管持久异常扩张并伴有管壁纤维性增厚的一种慢性呼吸道疾病。

（一）病因和发病机制

在麻疹病毒、流感病毒、流感嗜血杆菌、百日咳杆菌、肺结核杆菌、金黄色葡萄球菌等反复感染下,支气管弹性下降以致呼气时不能完全回缩而呈持久异常扩张状态。

（二）病理变化

肉眼观,病变范围不限,以左肺下叶最常见,受累的支气管呈筒状或囊状扩张,腔内可见血性或黏液脓性渗出物,如继发腐败菌感染而带恶臭。支气管黏膜上皮增生伴有鳞化,有时出现糜烂或小溃疡,管壁呈纤维化增厚。

（三）临床病理联系

频繁咳嗽、咳痰,继发化脓性细菌感染后咳大量脓痰。若炎症破坏支气管壁血管,可出现咯血,如出血量大则阻塞气道危及生命。

四、支气管哮喘

支气管哮喘是指支气管可逆性发作性痉挛的一种慢性气道过敏性疾病。

（一）病因和发病机制

大多数支气管哮喘病人为特异性变态反应体质。当花粉、尘螨、食物等过敏原经呼吸道吸入或消化道食入等方式进入人体诱发过敏反应,导致支气管平滑肌痉挛,黏膜充血水肿,腺体分泌增加而引起哮喘发作。

（二）病理变化

肉眼观,肺轻微膨大,支气管壁增厚,管腔内可见黏液栓。镜下观,黏膜上皮坏死脱落,管壁平滑肌肥大,管腔可见黏液栓,管壁各层可有嗜酸性粒细胞等浸润。

（三）临床病理联系

哮喘发作时,出现呼气性呼吸困难伴有哮鸣音、咳嗽、胸闷等症状。症状可经治疗或自行缓解。哮喘严重发作可致自发性气胸。

第二节　肺　　炎

肺炎是指终末气道、肺泡和肺间质的急性渗出性炎症,可分为大叶性肺炎、小叶性肺炎和间质性肺炎。

一、大叶性肺炎

大叶性肺炎是主要由肺炎链球菌引起的以肺泡内弥漫性纤维素渗出为主的急性炎症,病变通常累及肺大叶的全部或大部。

（一）病因和发病机制

绝大多数是由肺炎链球菌引起。位于鼻咽部存在肺炎链球菌趁机体免疫力下降而侵入肺泡引起肺炎,并通过肺泡间孔或呼吸性细支气管迅速向邻近肺组织蔓延,波及整个大叶。

（二）病理变化

病变部位在肺泡,一般不累及支气管,病变多见于左肺下叶,其次为右肺下叶。典型病变按自然发展可分为四期。

1. 充血水肿期　肉眼观,病变肺叶肿胀,暗红色,切面挤压出泡沫状的血性浆液。镜下观,肺泡壁毛细血管扩张充血,肺泡腔内主要有浆液。

2. 红色肝样变期　肉眼观,肿大肺叶呈暗红色,质地变实如肝。镜下观,肺泡壁毛细血管仍扩张充血,肺泡腔内主要有红细胞和纤维素。

3. 灰色肝样变期　肉眼观,病变肺叶仍肿大,灰白色,质实如肝。镜下观,肺泡壁毛细血管受压变窄甚至闭塞,肺泡腔内主要有纤维素和中性粒细胞,纤维素连接成网。

4. 溶解消散期　肉眼观,病变肺叶的质地变软,切面可挤出脓样渗出物。镜下观,肺泡腔内中性粒细胞变性坏死,纤维素网被中性粒细胞释放的蛋白溶解酶所溶解。

（三）临床病理联系

多见于青壮年,好发于冬春季节,以寒战高热、咳嗽、咳铁锈色痰、胸痛和呼吸困难为主要临床表现。

（四）结局及并发症

绝大多数病人经及时有效治疗,可痊愈。极少数出现肺肉质变、肺脓肿、脓胸、败血症、感染性休克等并发症。肺肉质变是由于肺泡腔内中性粒细胞渗出过少,肺泡腔内大量纤维素不能完全溶解吸收而被肉芽组织予以机化而形成。

二、小叶性肺炎

小叶性肺炎是指以肺小叶为病变范围的急性化脓性炎症,大多由化脓性细菌引起。炎症起始于细支气管,后向细支气管的分支及肺泡蔓延扩散,形成以细支气管为中心的病变,故又称支气管肺炎。

（一）病因和发病机制

小叶性肺炎主要是由细菌混合感染引起,最常见的致病菌是致病力较弱的肺炎球菌,其次是葡萄球菌、嗜血流感杆菌、肺炎克雷伯杆菌、链球菌、绿脓杆菌和大肠杆菌等。

（二）病理变化

肉眼观,双肺可见散在分布的化脓性病灶,尤以下叶和背侧多见。病灶大小不等,形状不规则,灰黄色,病灶直径多在 0.5～1cm 左右,严重者形成融合性支气管肺炎,但一般不累及胸膜。

镜下观,主要病变在细支气管及其周围肺组织,可见细支气管黏膜上皮变性、坏死脱落,管腔及其所属肺泡腔内有较多脓性物,病灶周边的肺泡过度扩张形成代偿性肺气肿。

（三）临床病理联系

小叶性肺炎多为其他疾病的并发症,临床症状有寒战、高热、咳嗽、咳黏液脓痰或脓痰等。

（四）结局及并发症

多数病人经及时有效治疗,一般能痊愈。与大叶性肺炎相比,小叶性肺炎的并发症更多见,可出现呼吸功能不全、心功能不全、支气管扩张症等并发症。

三、间质性肺炎

间质性肺炎是指发生于肺泡间隔、细支气管周围及小叶间隔等肺间质的炎症。主要由病毒和支原体引起。

（一）病毒性肺炎

病毒性肺炎主要由流感病毒、呼吸道合胞病毒等通过飞沫吸入或直接接触感染上呼吸道,再向下蔓延引起。肉眼观,病变肺组织轻微肿大,无明显实变。镜下观,病变主要发生在肺间质,可见肺泡间隔明显增宽,肺泡腔内一般无渗出物或仅有少量浆液。病变较重者,肺泡内表面可有透明膜形成。有时发现具有诊断价值的病毒包涵体。大多数病人症状较轻,预后良好。少数严重者可出现心力衰竭和呼吸衰竭,预后较差。

（二）支原体性肺炎

支原体性肺炎是由肺炎支原体经飞沫传播感染呼吸道。肉眼观,病灶呈暗红色,实变不明显,切面见少量红色泡沫状液体溢出。镜下观,可见肺间质充血水肿,淋巴细胞等浸润,肺泡间隔明显增宽,肺泡腔内一般无渗出物或仅有少量浆液。病人临床症状较轻,一般预后良好,也有个别死亡报道。

三型肺炎的区别见表 14-1。

表 14-1　三型肺炎的区别

	大叶性肺炎	小叶性肺炎	间质性肺炎
病因	肺炎链球菌感染	葡萄球菌、肺炎链球菌等混合感染	病毒、支原体等感染
病变性质	急性纤维素性炎症	急性化脓性炎症	急性非化脓性炎症
病变范围	病变范围大,波及整个肺大叶	病变范围小,累及肺小叶	肺间质
肉眼观察	左肺下叶多见,病变肺叶肿大,质实如肝,色暗红或灰白	双肺下叶及背侧多见,病灶散在分布或融合	病变不明显,病变肺叶可轻度肿大
镜下观察	病变主要在肺泡,支气管无明显变化,渗出物分布均匀,肺组织无破坏	病变主要在细支气管及肺泡,渗出物分布不均匀,肺组织有破坏	病变在肺间质,肺泡腔内一般无渗出物或仅有少量浆液
预后	好	较差	一般较好

第三节　慢性肺源性心脏病

慢性肺源性心脏病是指由慢性肺疾病、肺血管及胸廓的病变等引起肺循环阻力增加,肺动脉压升高而导致以右心室壁肥厚、心腔扩大甚或发生右心衰竭的心脏病,简称肺心病。

一、病因和发病机制

引起肺心病的疾病有慢性肺疾病、胸廓运动障碍性疾病和肺血管疾病,其中以慢性支气管炎并发阻塞性肺气肿最为常见。肺心病形成的关键环节是肺动脉高压,其发病机制主要有

(1)肺通气与换气功能障碍　慢性支气管炎并发阻塞性肺气肿时,肺通气与换气功能明显障碍,引起缺氧和二氧化碳潴留。缺氧导致肺小动脉痉挛收缩,同时二氧化碳潴留引起呼吸性酸中毒,又加重肺血管收缩,均使肺循环阻力增大,肺动脉压升高。

(2)肺毛细血管病变　慢性阻塞性肺气肿时,肺泡间隔毛细血管数量减少及受压变窄甚至闭塞,使肺循环阻力增大,肺动脉压升高。

二、病 理 变 化

既有肺部病变又有心脏病变。肺部病变主要表现为肺小动脉平滑肌增生、肥大,弹力纤维和胶原纤维增生,管壁增厚,管腔狭窄。心脏病变主要表现为右心室壁肥厚,心腔扩张。一般把肺动脉瓣下 2cm 处右心室壁厚≥5mm 作为右心室壁肥大的诊断标准。镜下观,代偿区心肌细胞肥大,核变大且深染。缺氧区心肌细胞萎缩、消失,间质水肿及纤维组织增生。

三、临床病理联系

肺心病多发生于北方农村地区,发病年龄多在 40 岁以上,在冬春季节易急性发作。临床上除原发肺疾病表现外,肺心病还逐步出现右心衰竭和呼吸衰竭等症状和体征。

四、结局及并发症

病变逐渐加重,逐步出现肺、心功能不全,甚至并发肺性脑病、心律失常、酸碱失衡及电解质紊乱等。

第四节 肺 癌

肺癌是指起源于支气管黏膜、腺体或肺泡上皮的恶性肿瘤。

一、病 因

肺癌的病因复杂,主要与吸烟、空气污染、职业因素及饮食因素有关,其中吸烟是国际上公认的最危险的因素之一。

二、病 理 变 化

（一）**大体类型** 按解剖部位,肺癌分为中央型、周围型和弥漫型三种类型。

1. 中央型 肺癌位于肺门部,又称肺门型。此型最常见,约占肺癌总数的60%～70%。

2. 周围型 此型较常见,约占肺癌总数的30%～40%,可侵犯邻近胸膜。

3. 弥漫型 此型不常见,约占肺癌总数的2%～5%。

（二）**组织学类型**

1. 鳞状细胞癌 最常见,多为中央型肺癌,好发于中老年吸烟男性,可分为高分化、中分化和低分化三型。高分化者,癌巢中可见角化珠(癌珠)和细胞间桥;中分化者,癌巢中可见细胞角化和细胞间桥,但无角化珠(癌珠)形成;低分化者,癌巢形成不明显,癌细胞异型性大,无细胞角化和角化珠(癌珠)形成。

2. 腺癌 发生率仅次于肺鳞状细胞癌,在部分地区甚至跃居首位。一般见于女性,多为周围型肺癌。可分为高分化、中分化和低分化三型。高分化者,癌细胞以单层或多层的形式沿着肺泡、肺泡管及细支气管等内壁呈鳞屑样生长,原有肺泡间隔大多数完整未被破坏。中分化者,癌巢呈腺管状或乳头状,常有黏液分泌。低分化者,常无腺管样结构,癌巢多呈实心条索状,偶有黏液分泌,细胞异型性明显。

3. 小细胞癌 属于异源性神经内分泌肿瘤,多见常年吸烟的中老年男性,恶性程度最高,转移早,一般不适合手术切除,但对放疗及化疗敏感,多数存活期在1年之内。此型癌细胞体积小,包浆少似裸核,常呈圆形,似淋巴细胞样,也可呈燕麦形,故称燕麦细胞癌。

此外,还有腺鳞癌、大细胞癌、肉瘤样癌、类癌及唾液腺癌等。

三、扩 散 途 径

1. 直接蔓延 中央型肺癌常侵犯纵隔、心包及周围血管,或沿支气管蔓延至同侧甚至对侧肺组织。周围型肺癌可侵及胸膜,引起胸腔积液和胸壁转移。

2. 转移 主要扩散途径是淋巴道转移,可转移到支气管旁、肺门淋巴结,甚至扩散至纵隔、锁骨上及颈部淋巴结。也可发生脑、骨、肝等处的血道转移。

四、临床病理联系

肺癌的发病率及死亡率呈明显上升趋势,尤其在多数大城市位居所有恶性肿瘤的第一或第二位,近年来女性患者有所增加。可出现咳嗽、痰中带血、胸痛、血性胸水及交感神经麻痹综合征(Horner 综合征)等。

第五节　呼吸衰竭

由于外呼吸功能严重障碍,静息时机体动脉血氧分压(PaO_2)低于 60mmHg 伴有或不伴有动脉血二氧化碳分压($PaCO_2$)高于 50mmHg,并出现酸碱平衡紊乱、电解质代谢异常及呼吸、循环、中枢神经等系统功能障碍,称为呼吸衰竭。根据 $PaCO_2$ 是否升高,呼吸衰竭分为低氧血症型(Ⅰ型)和低氧血症伴高碳酸血症型(Ⅱ型)。

一、原因和发病机制

(一)肺泡通气不足

1. 限制性通气不足　吸气时,肺和胸廓顺应性降低或呼吸动力减弱导致肺泡扩张受限制而引起通气不足称为限制性通气不足。

2. 阻塞性通气不足　气道狭窄或阻塞所致气道阻力增加而引起的通气不足称为阻塞性通气不足。气道阻塞可分为大气道阻塞和小气道阻塞。大气道阻塞以急性阻塞多见,可发生在胸外或胸内,若位于胸外,表现为吸气性呼吸困难;如位于胸内,表现为呼气性呼吸困难。小气道阻塞常见于管径在 2mm 以下的细支气管阻塞,主要见于慢性阻塞性肺病、支气管哮喘,表现为呼气性呼吸困难。

(二)肺换气功能障碍

1. 气体弥散障碍　呼吸膜面积减少或呼吸膜异常增厚及弥散时间缩短所引起的气体交换障碍称为气体弥散障碍。

2. 通气与血流比例失调　每分钟肺泡通气量(V_A)与肺内静脉血(Q)之比值约为 0.84,此时气体交换效率最高。部分肺泡 V_A/Q 降低,或增高都会影响肺的换气效率。

(1)部分肺泡 V_A/Q 降低　慢性阻塞性肺疾病、肺炎、肺水肿、肺纤维化和肺不张等导致静脉血掺杂(功能性分流)显著增加,从而发生呼吸衰竭。

(2)部分肺泡 V_A/Q 增高　肺动脉栓塞、弥散性血管内凝血、闭塞性肺动脉炎等造成死腔样通气显著增多,导致呼吸衰竭。

3. 肺内解剖分流增加　生理情况下,有少量的静脉血未在肺进行气体交换,直接经支气管静脉和极少的肺内动-静脉交通支流入肺静脉中,称为肺内解剖分流。这类分流的血液完全未经气体交换过程,又称为真性分流(true shunt)。在支气管扩张症、肺水肿、肺不张、休克等病理情况下,肺内解剖分流增加,静脉血掺杂显著增多,PaO_2 显著下降而发生呼吸衰竭。

二、机体的代谢和功能变化

(一)酸碱平衡及电解质代谢紊乱　呼吸衰竭可引起代谢性酸中毒、呼吸性酸中毒、呼吸性碱中毒,还引起血钾异常,如高钾血症。

(二)呼吸系统变化　一定程度的 PaO_2 降低和 $PaCO_2$ 升高均可兴奋呼吸中枢,呼吸加深加快,但 PaO_2 低于 30mmHg 或 $PaCO_2$ 超过 80mmHg,反而抑制呼吸中枢,呼吸浅慢甚至暂停。

（三）循环系统变化　一定程度的缺氧和 CO_2 潴留均可兴奋心血管中枢,出现心率加快、心肌收缩力增强、血压升高、皮肤和腹腔内脏血管收缩及心、脑血管扩张等代偿适应性反应,有利于保证心和脑的血液供应。严重的缺氧和 CO_2 潴留则抑制心血管中枢,表现为心排血量降低、血压下降、心律失常和外周血管扩张(肺、肾动脉除外)等。

（四）中枢神经系统变化

当 PaO_2 迅速降至 50mmHg 以下时,可出现头痛、烦躁不安、思维与记忆障碍、精神错乱,甚至嗜睡昏迷。若 $PaCO_2$ 超过 80mmHg 时,出现"CO_2 麻醉"现象,即头晕头痛、烦躁不安、意识模糊,甚至昏迷等。

（五）其他系统功能变化

1. 肾功能变化　缺氧和 CO_2 潴留使肾血管收缩,肾血流量锐减,引起功能性肾功能衰竭。

2. 消化系统功能变化　出现胃肠黏膜糜烂、坏死、溃疡形成等病变。

三、防治原则

积极防治原发疾病,尤其要控制呼吸道感染,密切观察神志、呼吸及末梢循环等变化,动态监测血压、心率、心律等情况,解痉平喘,积极排痰,应输氧改善 PaO_2,Ⅰ型呼吸衰竭可给予较高浓度的氧(一般不超过 50%),Ⅱ型呼吸衰竭只宜给予较低浓度的氧(不超过 30%)。

【测试题】

一、单项选择题

1. 慢性支气管炎最主要的病因是
   A. 过敏因素　　　　　　　B. 环境污染　　　　　　　C. 气候因素
   D. 长期吸烟　　　　　　　E. 真菌感染

2. 慢性支气管炎患者咳痰的病变基础是
   A. 黏膜上皮细胞变性、坏死、脱落
   B. 管壁充血、水肿
   C. 黏膜上皮纤毛倒伏、脱失
   D. 细支气管周围炎
   E. 黏液腺肥大、增生,分泌亢进,浆液腺黏液化

3. 细支气管不完全阻塞所致的阻塞性通气障碍可造成
   A. 肺不张　　　　　　　　B. 肺纤维化　　　　　　　C. 支气管扩张
   D. 气胸　　　　　　　　　E. 肺气肿

4. 慢性支气管炎患者发生阻塞性通气功能障碍的病变基础是
   A. 支气管上皮细胞变性、坏死　　　B. 支气管平滑肌萎缩
   C. 支气管软骨萎缩、纤维化　　　　D. 细支气管及细支气管周围炎
   E. 支气管腺体增生、肥大

5. 慢性支气管炎最常见的并发症是
   A. 肺炎　　　　　　　　　B. 支气管扩张　　　　　　C. 肺气肿
   D. 肺脓肿　　　　　　　　E. 肺肉质变

6. 慢性支气管炎导致支气管扩张的主要病变基础是

    A. 支气管腔内渗出物阻塞　　　　　　B. 支气管黏膜上皮的损伤

    C. 肺不张　　　　　　　　　　　　　D. 肺组织纤维化

    E. 支气管结构的破坏

7. 导致肺气肿最常见的原因是

    A. 重度吸烟　　　　　　　　　　　　B. 空气污染

    C. 慢性阻塞性细支气管炎　　　　　　D. 支气管哮喘

    E. 尘肺

8. 有关肺气肿的后果,下列哪种是错误的

    A. 自发性气胸　　　　　B. 肺心病　　　　　　C. 呼吸衰竭

    D. 全心衰竭　　　　　　E. 肺萎缩

9. 下列哪种疾病易发展成肺心病

    A. 小叶性肺炎　　　　　B. 慢性支气管炎　　　C. 大叶性肺炎

    D. 肺脓肿　　　　　　　E. 肺癌

10. 慢性阻塞性肺气肿最主要的并发症是

    A. 肺源性心脏病　　　　B. 肺肉质变　　　　　C. 肺脓肿

    D. 纤维素性肺炎　　　　E. 肺萎陷

11. 肺部疾病痊愈时,容易完全恢复组织正常的结构和功能的疾病是

    A. 慢性支气管炎　　　　B. 大叶性肺炎　　　　C. 小叶性肺炎

    D. 病毒性肺炎　　　　　E. 慢性肺气肿

12. 最能反映小叶性肺炎的病变特征的是

    A. 病变累及肺小叶范围　　　　　　　B. 病灶多位于背侧和下叶

    C. 病灶相互融合或累及全叶　　　　　D. 支气管化脓性炎

    E. 细支气管及周围肺泡化脓性炎

13. 下列哪一项不符合大叶性肺炎

    A. 病变累及一个大叶　　B. 纤维素性炎症　　　C. 可发生肺肉质变

    D. 常发肺脓肿　　　　　E. 多由肺炎双球菌引起

14. 铁锈色痰常见于大叶性肺炎的

    A. 充血水肿期　　　　　B. 红色肝样变期　　　C. 灰色肝样变期

    D. 溶解消散期　　　　　E. 中毒性休克

15. 大叶性肺炎患者出现明显发绀等缺氧症状时,其病变基础是

    A. 合并肺肉质变　　　　B. 充血水肿期　　　　C. 红色肝样变期

    D. 灰色肝样变期　　　　E. 溶解消散期

16. 小叶性肺炎属于何种炎症

    A. 化脓性炎　　　　　　B. 浆液性炎　　　　　C. 纤维素性炎

    D. 出血性炎　　　　　　E. 卡他性炎

17. 大叶性肺炎主要由下列哪种病原微生物感染引起

    A. 腺病毒　　　　　　　B. 肺炎支原体　　　　C. 大肠杆菌

    D. 肺炎杆菌　　　　　　E. 肺炎球菌

18. 大叶性肺炎属于哪种炎症

　　A. 卡他性炎　　　　　　　B. 纤维素性炎　　　　　C. 化脓性炎

　　D. 出血性炎　　　　　　　E. 浆液性炎

19. 随着抗生素广泛应用,引起细菌性肺炎的病原体最主要的变化是

　　A. 肺炎球菌肺炎不断增加　　　　　　B. 革兰阴性杆菌肺炎不断增加

　　C. 军团菌肺炎的发病率逐年下降　　　D. 葡萄球菌肺炎很少发生

　　E. 支原体肺炎很少发生

20. 小叶性肺炎不具有下列哪种描述的特征

　　A. 小叶性肺炎以细支气管为中心

　　B. 小叶性肺炎属急性化脓性炎症

　　C. 小叶性肺炎主要由病毒引起的炎症

　　D. 小叶性肺炎在肺内一定范围内

　　E. 肉眼观,实变灶散在分布在肺组织内

21. 某患者长年咳嗽、痰多,则该患者可能患有

　　A. 慢性支气管炎　　　　　B. 肺癌　　　　　　　　C. 肺结核

　　D. 肺化脓　　　　　　　　E. 脓胸

22. 某人患有癌症,穿刺取肝组织,镜下发现有类肺样组织结构,细胞核多形,核质比大,则该患者患有

　　A. 肝癌　　　　　　　　　B. 肺癌　　　　　　　　C. 肠癌

　　D. 食管癌　　　　　　　　E. 乳腺癌

23. 某尸检发现,其肺体积增大边缘钝圆。色灰白,质软而缺乏弹性,指压后遗留压痕。则此人死因可能是

　　A. 肺癌　　　　　　　　　B. 肺结核　　　　　　　C. 矽肺

　　D. 肺气肿　　　　　　　　E. 以上都不可能

24. 女,35 岁,咳痰 10 年,间歇咯血,体检左下肺背部闻及湿啰音,杵状指(+);诊断应首先考虑

　　A. 肺结核　　　　　　　　B. 支气管扩张症　　　　C. 慢性支气管炎

　　D. 慢性肺脓肿　　　　　　E. 先天性肺囊肿

25. 某 25 岁男性,酗酒后突然起病,寒战,体温 39.5℃三天后感到胸痛、咳嗽,咳铁锈色痰。X 线检查,左肺下叶有大片密实阴影,其可能患有

　　A. 急性支气管炎　　　　　B. 小叶性肺炎　　　　　C. 病毒性肺炎

　　D. 肺脓肿　　　　　　　　E. 大叶性肺炎

26. 某 4 岁男孩。发热咳嗽多日,近日因气急、发绀入院。血象检查:白细胞 $19.6 \times 10^9/L$ 中性 0.85;X 线检查:两肺下叶散在灶状阴影,左下叶有片状浓淡不匀阴影。该孩可能患有

　　A. 小叶性肺炎　　　　　　B. 病毒性肺炎　　　　　C. 支原体肺炎

　　D. 大叶性肺炎　　　　　　E. 支气管扩张症

27. 慢性呼吸衰竭最常见的病因

　　A. 广泛胸膜增厚　　　　　B. 支气管肺炎　　　　　C. 肺结核

　　D. 弥漫性肺间质纤维化　　E. 慢性阻塞性肺疾病

28. Ⅰ型呼吸衰竭是指

　　A. $PaO_2 > 60mmHg\ PaCO_2 > 50mmHg$

B. $PaO_2 > 60mmHg\ PaCO_2 < 50mmHg$

    C. $PaO_2 > 70mmHg\ PaCO_2 < 55mmHg$

    D. $PaO_2 < 60mmHg\ PaCO_2 < 45mmHg$

    E. 以上都不是

29. Ⅱ型呼吸衰竭是指

    A. $PaO_2 < 60mmHg\ PaCO_2 < 50mmHg$

    B. $PaO_2 < 55mmHg\ PaCO_2 > 50mmHg$

    C. $PaO_2 < 50mmHg\ PaCO_2 > 50mmHg$

    D. $PaO_2 < 60mmHg\ PaCO_2 > 50mmHg$

    E. $PaO_2 > 60mmHg\ PaCO_2 > 50mmHg$

30. 对慢性呼吸衰竭病人需经鼻/口气管插管或者作气管切开进行机械通气适应证方面,下列哪项不适宜

    A. 有极大呕吐误吸可能   B. 全身状态差,疲乏明显

    C. 轻、中度神志尚清楚的病人   D. 合并意识障碍

    E. 气道分泌物多且有排痰障碍

二、名词解释

1. COPD　2. 肺气肿　3. 肺肉质变　4. 小叶性肺炎　5. 肺心病　6. 呼吸衰竭

三、填空题

1. 大叶性肺炎的合并症:＿＿＿＿＿＿,＿＿＿＿＿＿,＿＿＿＿＿＿,

＿＿＿＿＿＿,＿＿＿＿＿＿。

2. 大叶性肺炎的病理分期＿＿＿＿＿＿,＿＿＿＿＿＿,＿＿＿＿＿＿。

3. 慢性阻塞性肺疾病主要包括＿＿＿＿＿＿,＿＿＿＿＿＿,＿＿＿＿＿＿,

＿＿＿＿＿＿四种疾病

4. 肺癌的肉眼类型:＿＿＿＿＿＿,＿＿＿＿＿＿,＿＿＿＿＿＿。

5. 慢性支气管炎的诊断标准:反复发作＿＿＿＿＿＿,＿＿＿＿＿＿或伴

＿＿＿＿＿＿,每年持续约 3 个月,连续两年以上。

6. 大叶性肺炎红色肝样变期,肺泡腔内含有大量＿＿＿＿＿＿、＿＿＿＿＿＿、

＿＿＿＿＿＿、＿＿＿＿＿＿。

四、问答题

1. 试述慢性支气管炎的病理变化。

2. 试述肺气肿的病理类型与病变特点。

3. 试比较大叶性肺炎、小叶性肺炎和间质性肺炎的区别。

4. 试述大叶性肺炎各期镜下特点。

【参考答案】

一、单项选择题

1. D	2. E	3. E	4. D	5. C	6. E	7. C	8. D	9. B	10. A
11. B	12. E	13. D	14. B	15. C	16. A	17. E	18. B	19. B	20. C
21. A	22. B	23. D	24. B	25. E	26. A	27. E	28. D	29. D	30. C

二、名词解释

1. COPD:是指一组因肺实质和小气道受到病理损害后出现不可逆性慢性气道阻塞,以持续气流受限为特征的肺疾病统称,主要包括慢性支气管炎、肺气肿、支气管扩张症和支气管哮喘等疾病。

2. 肺气肿:是指末梢肺组织(呼吸性细支气管、肺泡管、肺泡囊和肺泡)因残气量增多而呈异常持久扩张,伴有肺泡间隔断裂,导致肺组织体积膨大,功能下降的一种病理状态。

3. 肺肉质变:是指由于肺泡腔内中性粒细胞渗出过少,肺泡腔内大量纤维素不能完全溶解吸收而被肉芽组织予以机化,又称机化性肺炎。

4. 小叶性肺炎:是指以肺小叶为病变范围的急性化脓性炎症,大多由化脓性细菌引起。

5. 肺心病:是指由慢性肺疾病、肺血管及胸廓的病变等引起肺循环阻力增加,肺动脉压升高而导致以右心室壁肥厚、心腔扩大甚或发生右心衰竭的心脏病。

6. 呼吸衰竭:是指外呼吸功能,包括肺通气和肺换气。肺通气是指肺泡与外界环境之间的气体交换,肺换气是指肺泡与肺毛细血管血液之间的气体交换。

三、填空题

1. 肺肉质变　肺脓肿及脓胸　胸膜肥厚和粘连　败血症或脓毒败血症　感染性休克
2. 充血水肿期　红色肝样变期　灰色肝样变期　溶解消散
3. 慢性支气管炎　肺气肿　支气管哮喘　支气管扩张
4. 中央型　周围型　弥漫型
5. 咳嗽　咳痰　喘息
6. 纤维素　红细胞　中性粒细胞　巨噬细胞

四、问答题

1. 答:慢性支气管炎是气道的慢性炎症,其主要病变为:

(1)呼吸道黏膜上皮损伤:呼吸道黏膜上皮的纤毛粘连、倒伏甚至脱失,上皮细胞发生变性、坏死脱落甚至发生鳞状上皮化生,杯状细胞增生,黏膜上皮深部的基底细胞再生修复。

(2)呼吸道腺体变化:黏膜下层的黏液腺增生、肥大,分泌亢进,部分浆液腺发生黏液化。

(3)呼吸道管壁病变:呼吸道黏膜和黏膜下层充血、水肿及淋巴细胞、浆细胞等浸润,管壁平滑肌束萎缩、断裂(喘息型者,平滑肌束反而增生、肥大),软骨发生变性、钙化和骨化,管壁内有广泛瘢痕增生,引起管壁纤维性增厚。

2. 答:肺气肿可分为肺泡性肺气肿、间质性肺气肿、代偿性肺气肿和老年性肺气肿。

(1)肺泡性肺气肿:最为常见,又分为小叶中央型肺气肿和全小叶型肺气肿。小叶中央型肺气肿的特点是肺小叶中央区的呼吸性细支气管呈囊状扩张,但肺泡管、肺泡囊扩张不明显。全小叶型肺气肿的特征是呼吸性细支气管、肺泡管、肺泡囊和肺泡呈小囊状扩张。

(2)间质性肺气肿:空气随肺泡间隔或小气道管壁破裂而进入肺间质,甚至引起纵隔气肿或皮下气肿。

(3)代偿性肺气肿:肺萎缩及肺叶切除后残余肺组织或肺炎症实变病灶周围肺组织的肺泡因代偿性过度充气而发生扩张,或伴有肺泡间隔破裂融合。

(4)老年性肺气肿:一般发病较晚,是老年人肺组织发生退行性病变所致。

3. 答:

	大叶性肺炎	小叶性肺炎	间质性肺炎
病因	肺炎链球菌感染	葡萄球菌、肺炎链球菌等混合感染	病毒、支原体等感染
病变性质	急性纤维素性炎症	急性化脓性炎症	急性非化脓性炎症
病变范围	病变范围大,波及整个肺大叶	病变范围小,累及肺小叶	肺间质
肉眼观察	左肺下叶多见,病变肺叶肿大,质实如肝,色暗红或灰白	双肺下叶及背侧多见,病灶散在分布或融合	病变不明显,病变肺叶可轻度肿大
镜下观察	病变主要在肺泡,支气管无明显变化,渗出物分布均匀,肺组织无破坏	病变主要在细支气管及肺泡,渗出物分布不均匀,肺组织有破坏	病变在肺间质,肺泡腔内一般无渗出物或仅有少量浆液
预后	好	较差	一般较好

4. 答:大叶性肺炎的病变可分为四期:

(1)充血水肿期:肺泡壁毛细血管扩张充血,肺泡腔内有大量浆液、少许红细胞和中性粒细胞等渗出物。

(2)红色肝样变期:肺泡壁毛细血管仍扩张充血,肺泡腔内有大量红细胞、少量中性粒细胞、巨噬细胞和一定量纤维素等渗出物。

(3)肺泡腔内充满纤维素,纤维素连接成网,网眼中有大量的中性粒细胞。相邻肺泡腔内的纤维素相互连接明显,肺泡壁毛细血管被大量纤维素等渗出物挤压变窄甚至闭塞。

(4)溶解消散期:肺泡腔内中性粒细胞变性坏死,纤维素网被中性粒细胞释放的蛋白溶解酶所溶解。

(范伯曾)

第十五章 消化系统疾病

【学习精要】

第一节 慢性胃炎

一、慢性浅表性胃炎

1. 肉眼:病变呈多灶或弥漫性分布,黏膜充血、水肿、深红色,表面有灰白色或灰黄色分泌物,有时可伴有点状出血或糜烂。

2. 镜下:病变主要位于黏膜浅层(上1/3层),呈灶状或弥漫分布,血管扩张、水肿,上皮坏死脱落,淋巴细胞和浆细胞浸润,有时可见少量嗜酸性粒细胞和中性粒细胞。

二、慢性萎缩性胃炎

慢性萎缩性胃炎的主要病变是胃黏膜固有腺体萎缩伴肠上皮化生。

1. 肉眼:胃黏膜薄而平滑,皱襞变浅或消失。黏膜灰白或灰黄色,黏膜下血管清晰可见。

2. 镜下:①胃黏膜变薄,腺体变小,数目减少。②固有层内有多量淋巴细胞、浆细胞浸润。③胃黏膜内可见纤维组织增生。④腺上皮化生,以肠上皮化生多见。

三、慢性肥厚性胃炎

胃镜检查见胃黏膜层增厚,皱襞肥大加深变宽,呈脑回状。镜下检查见黏膜增厚,腺体肥大增生,腺管延长。黏膜表面黏液分泌细胞数量增多,分泌增多。炎细胞浸润不明显。

四、疣状胃炎

糜烂呈特征性的疣状,多数分布于胃窦部,少数可见于整个胃。胃镜检查见病变处胃黏膜出现许多中心凹陷的疣状突起病灶。镜下检查见病灶中心凹陷部胃黏膜上皮变性坏死脱落,伴有急性炎症渗出物。

第二节 溃 疡 病

一、病因及发病机制

消化性溃疡的发病是建立在消化道黏膜的保护机制和损伤因子之间的平衡失调的基础

上的。当黏膜屏障因各种损伤因素造成黏液分泌减少,黏膜完整性受损,更新能力降低或微循环血供不足,均能使黏膜抗消化能力减弱,致使消化性溃疡的发生。

二、病 理 变 化

(一)胃溃疡病

1. 肉眼:胃溃疡多发生在胃小弯近幽门处,尤多见于胃窦部。胃溃疡多为单发,呈圆形或椭圆形,直径多在2cm以内。溃疡边缘整齐、状如刀切,底部平坦干净,黏膜皱襞因受溃疡底瘢痕的牵拉而呈放射状。溃疡常深达肌层甚至浆膜层。

2. 镜下:溃疡底部由内向外分四层,炎性渗出层、坏死层、肉芽组织层、瘢痕层。增殖性动脉内膜炎,使小动脉管壁增厚,在溃疡边缘常可看到黏膜肌层与肌层粘连、愈着。神经纤维断端呈小球状增生。

(二)十二指肠溃疡病

十二指肠溃疡多发生在十二指肠球部的前壁或后壁,其形态与胃溃疡相似,溃疡一般较小,较浅,直径多在1cm以内,溃疡较浅且易愈合。

三、病理临床联系

长期性、周期性、节律性上腹部疼痛,与进食有较明显的关系。胃溃疡病的疼痛多出现在餐后半小时~2小时内,至下一餐前消失。十二指肠溃疡病的疼痛则出现在午夜或饥饿之时,持续至下次进餐(称为夜间痛或饥饿痛)。另外,还可出现返酸、嗳气、呕吐、上腹部饱胀等临床症状。

四、结局及合并症

愈合、出血、穿孔、幽门梗阻、癌变。

第三节 病毒性肝炎

一、病因和发病机制

病毒性肝炎是由肝炎病毒引起的、以肝细胞变性坏死为主要病变的炎症。肝炎病毒分甲型(HAV)、乙型(HBV)、丙型(HCV)、丁型(HDV)、戊型(HEV)、庚型(HGV)六种。

肝脏损伤的机制与机体的免疫状态、感染的病毒有关。研究表明,HBV 主要是通过细胞免疫反应引起肝细胞损伤。

二、基本病理变化

各型病毒性肝炎均以广泛的肝细胞变性、坏死为主,同时伴有不同程度的炎细胞浸润、肝细胞再生和间质的纤维组织增生。

1. 肝细胞变性、坏死

(1)细胞水肿 肝细胞明显肿大,表现为胞质疏松化与气球样变。

(2)嗜酸性变及嗜酸性坏死 肝细胞体积缩小,胞质嗜酸性增强,形成嗜酸性小体(即细胞凋亡)。

（3）溶解性坏死　根据坏死的范围和分布不同分：①点状坏死：散在于肝小叶内的单个或数个肝细胞的坏死；②碎片状坏死：肝小叶周边界板的灶性坏死和崩解，伴炎性细胞浸润；③桥接坏死：常见于肝小叶中央静脉与汇管区之间，或两个肝小叶中央静脉之间，或两个汇管区之间出现互相连接的坏死带；④大片坏死：几乎累及整个肝小叶的肝细胞坏死。

2. 炎细胞浸润

肝小叶内或汇管区常有不同程度的炎细胞浸润，主要为淋巴细胞和单核细胞，也可见少量中性粒细胞和浆细胞。

3. 肝细胞再生及间质反应性增生

（1）肝细胞再生　肝细胞坏死周围的肝细胞通过直接或间接分裂再生而修复。坏死严重时，再生的肝细胞呈结节状再生。

（2）间质反应性增生　主要为 Kupffer 细胞增生及纤维组织增生，可导致肝脏纤维化而发展成肝硬化。

三、临床病理类型

（一）普通型病毒性肝炎

1. 急性（普通型）肝炎　最常见。

肝细胞出现广泛的变性，以胞质疏松化和气球样变为主。肝细胞坏死轻微，可见散在的点状坏死。肝小叶内及汇管区内有轻度的炎细胞浸润。毛细血管管腔中有淤胆和胆栓形成。

2. 慢性（普通型）肝炎　病毒性肝炎病程持续半年以上者即为慢性肝炎。

（1）轻度慢性肝炎：点状坏死，偶有轻度碎片状坏死，汇管区慢性炎细胞浸润，可有少量纤维组织增生，肝小叶结构完整。

（2）中度慢性肝炎：肝细胞变性、坏死较明显，中度碎片状坏死及特征性的桥接性坏死，肝小叶内有纤维间隔形成，但小叶结构大部分保存。

（3）重度慢性肝炎：肝细胞广泛变性、坏死，重度碎片状坏死及大范围桥接性坏死，纤维间隔分割肝小叶结构，早期肝硬化形成。

（二）重型病毒肝炎

1. 急性重型肝炎

肉眼观，肝体积明显缩小，尤以左叶为甚，重量减轻，质软，包膜皱缩，切面呈黄色或黄褐色，又称急性黄色肝萎缩或急性红色肝萎缩。

镜下观，肝细胞坏死广泛且严重，呈弥漫性大片坏死，仅小叶周边残留少许变性的肝细胞。Kupffer 细胞增生，肝小叶内及汇管区大量淋巴细胞、巨噬细胞浸润。

2. 亚急性重型肝炎　多数由急性重型肝炎转变而来，起病较之稍慢，病程长。

肉眼观，肝体积缩小，表面包膜皱缩不平，质地软硬程度不一，部分区域呈大小不一的结节状。切面见坏死区呈红褐色或土黄色，再生的结节因胆汁淤积而呈现黄绿色。

镜下观，既有大片肝细胞坏死，又有肝细胞结节状再生。坏死区网状纤维支架塌陷和胶原化，使再生的肝细胞不能沿原有支架排列，而呈结节状。肝小叶内外可见大量的淋巴细胞和单核细胞浸润，肝小叶周边有小胆管增生。

第四节 肝 硬 化

一、概 念

肝细胞弥漫性变性坏死,继而出现纤维组织增生和肝细胞结节状再生,这三种改变反复交错运行,使肝小叶结构和血液循环途径逐渐被改建,使肝变形、变硬而形成肝硬化。

二、病因和发病机制

门脉性肝硬化的病因和发病机制较为复杂,可由多种因素共同作用引起。常见的因素有:

1. 病毒性肝炎 是我国肝硬化的最主要原因,慢性乙型肝炎和丙型肝炎发展为门脉性肝硬化多见。

2. 慢性酒精中毒 长期大量酗酒是引起肝硬化的一个重要因素,是欧美一些国家肝硬化的重要发病因素。

3. 营养缺乏 长期缺乏蛋氨酸、胆碱类物质,使脂蛋白生成障碍,可经过脂肪肝发展成肝硬化。

4. 毒物中毒 长期接触一些化学毒物可致肝细胞受损而引起肝硬化,如四氯化碳、辛可芬、杀虫剂中的砷、农药中的黄磷等。

在上述因素的长期作用下,肝细胞发生反复变性坏死,成纤维细胞增生产生胶原纤维与塌陷的网状纤维胶原化,将肝小叶分割包绕原有或再生的肝细胞团,形成假小叶。肝小叶结构的破坏造成肝内血管分布的破坏和改建。增生的纤维组织形成小条索,但未互相连接形成间隔而改建肝小叶结构时,称肝纤维化。

三、类型及病变

(一)门脉性肝硬化

1. 病理变化 肉眼观:早、中期肝体积正常或略增大,质地正常或稍硬。后期肝体积缩小,重量减轻,硬度增加,表面呈颗粒状或小结节状,结节大小相仿,呈黄褐色(脂肪变)或黄绿色(淤胆)弥漫分布于全肝,切面见小结节周围为纤维组织条索包绕。镜下观:正常肝小叶结构被破坏,由广泛增生的纤维组织将肝小叶分割包绕成大小不等、圆形或椭圆形肝细胞团,即假小叶。

2. 临床病理联系

(1)门脉高压症 主要表现为:①脾肿大。②胃肠道淤血、水肿。③腹水。④侧支循环形成:胃底和食管下端静脉丛曲张,易破裂引起致命性大出血;直肠静脉丛曲张破裂可出现便血,脐周静脉丛曲张。

(2)肝功能障碍 主要表现为蛋白质合成障碍、出血倾向、黄疸、激素灭活功能减弱,肝功能极度衰竭可导致肝性脑病。

(二)坏死后性肝硬变

亚急性重型肝炎及毒性物质引起肝细胞弥漫性中毒性坏死可导致此型肝硬化。肉眼观,肝体积明显缩小,变形、变硬更显著,尤以左叶为重,肝表面和切面见结节大小悬殊、形状不规则。镜下观,假小叶形状大小不一,较大的假小叶内可见完整的肝小叶,肝细胞变性坏死明显,纤维间隔较宽,其内有多量炎细胞浸润及小胆管增生。

第五节 消化系统肿瘤

一、食 管 癌

食管癌是由食管黏膜上皮或腺体发生的恶性肿瘤,发病年龄多在40岁以上男性多于女性。食管癌的发生与化学致癌物质、微量元素缺乏、不良生活习惯、遗传因素等有关。

（一）病理变化

1. 早期癌 多为原位癌或黏膜内癌,也有一部分病例癌组织可侵犯黏膜下层,但未侵犯肌层,无淋巴结转移。

2. 中晚期癌 肉眼分型:髓质型、蕈伞型、溃疡型、缩窄型。组织学分型:鳞状细胞癌、腺癌、小细胞癌、腺棘皮癌等类型。其中以鳞状细胞癌最多见,腺癌次之。

（二）扩散途径及临床病理联系

食管癌可通过直接蔓延、淋巴道转移、血道转移而扩散。临床上早期症状不明显,中晚期出现进行性吞咽困难,最终导致恶病质全身衰竭而死亡。

二、胃 癌

胃癌是由胃黏膜上皮和腺上皮发生的恶性肿瘤,好发年龄为40~60岁,男性多于女性。胃癌的发生目前认为与水土成分(如缺乏某种元素)、饮食习惯(如进食不定时,喜烫食、高盐腌制品、肉类熏制品、滑石粉处理过的大米)、化学物质(黄曲霉素、亚硝酸盐等)等有关,幽门螺杆菌感染可能与胃癌发生也有关,慢性萎缩性胃炎、胃溃疡病、胃黏膜异型性增生或化生肠上皮等也与胃癌的发生有关。

（一）病理变化

1. 早期胃癌 癌组织浸润仅限于黏膜层及黏膜下层者均属早期胃癌。肉眼分型:隆起型、表浅型、凹陷型。组织学分型:以管状腺癌最多见,其次为乳头状腺癌,未分化型癌最少。

2. 进展期胃癌 癌组织浸润到黏膜下层以下者均属进展期胃癌或称之为中晚期胃癌。肉分型:息肉型或蕈伞型、溃疡型、浸润型。组织学类型:腺癌、髓样癌、硬癌、黏液癌。

（二）扩散途径及临床病理联系

胃癌可通过直接扩散、淋巴道转移、血道转移、种植性转移而扩散。早期胃癌常无明显症状,随着病变进展,可有上腹部疼痛、呕血、消瘦、贫血等临床表现,癌组织侵蚀大血管可引起上消化道大出血,晚期可出现恶病质。

三、原发性肝癌

肝癌是由肝细胞或肝内胆管上皮细胞发生的恶性肿瘤,多发于中年以上,男性多于女性。病毒性肝炎与肝癌的发生最为密切,多数肝细胞癌伴有肝硬化,真菌、毒素、酒精等因素与肝癌的发生有关。

（一）病理变化

1. 肉眼类型 早期肝癌或小肝癌:是指瘤体直径在3cm以下,不超过2个瘤结节的原发性肝癌。晚期肝癌分型:巨块型;多结节型;弥漫型。

2. 组织学类型　肝细胞癌、胆管上皮癌、混合性肝癌(具有肝细胞癌及胆管上皮癌两种结构)。

（二）扩散途径及临床病理联系

肝癌可通过肝内蔓延或转移,肝外则经淋巴道、血道转移,也可种植性转移至腹膜及腹腔器官表面。

早期肝癌可无明显症状,晚期主要表现为肝肿大、肝区疼痛、食欲减退、消瘦、乏力、黄疸、腹水等。晚期常因肝功能衰竭、癌结节破裂引起的腹腔内大出血等死亡,血清甲胎蛋白(AFP)含量增高有助于诊断肝癌。

四、大　肠　癌

大肠癌是由大肠黏膜上皮和腺体发生的恶性肿瘤,包括结肠癌和直肠癌,发病年龄以40～60岁多见,男性多于女性。大肠癌的发生与饮食习惯(如高脂肪、高蛋白、精致的碳水化合物而少纤维的饮食)遗传、大肠腺瘤等因素有关。

（一）病理变化

大肠癌好发于直肠(50%),依次为乙状结肠、盲肠及升结肠等。

1. 肉眼类型　分隆起型、溃疡型、浸润型、胶样型,以溃疡型最多见。

2. 组织学类型　①乳头状腺癌;②管状腺癌;③黏液腺癌;④印戒细胞癌;⑤未分化癌,癌细胞常较小,形态较一致,细胞弥漫成片或成团,不成腺样结构;⑥腺鳞癌;⑦鳞状细胞癌,多发生在直肠肛门附近的被覆鳞状上皮,为数较少。

（二）扩散途径

癌组织可直接蔓延至膀胱、子宫、前列腺及腹膜等;通过淋巴道转移至直肠旁淋巴结,进而向远端淋巴结扩散;晚期可经门静脉转移至肝、肺、骨及脑等处。

第六节　肝性脑病

肝性脑病是指继发于严重肝脏疾病的中枢神经系统功能障碍所呈现的神经精神综合征。早期具有人格改变、智力减弱、意识障碍等特征,晚期发生不可逆性肝昏迷甚至死亡。

一、病因与分类

引起肝性脑病的原发病有晚期肝硬化、晚期肝癌、门-体静脉分流术后的终末期,以晚期肝硬化病人发生肝性脑病最多见。

根据毒性物质进入体循环的途径不同,可将肝性脑病分为内源性和外源性两种。

二、发病机制

肝性脑病的发生机制尚未完全阐明,神经病理学变化多认为是继发性变化,主要是由脑组织的功能和代谢障碍引起。目前,有氨中毒学说、假性神经递质学说、氨基酸代谢失衡学说和γ-氨基丁酸(GABA)学说等几种用于解释肝性脑病的发病机制,每个学说都能从一定角度解释肝性脑病的发病机制,并指导临床治疗,但每个学说都不够完善。

肝性脑病的诱发因素有上消化道出血、高蛋白饮食、感染、止痛、镇静、麻醉药使用不当、肾功能衰竭、碱中毒、便秘等。

三、肝性脑病防治的病理生理学基础

1. 积极治疗肝病　应该对各种原发肝病进行积极有效的治疗,如治疗早期肝硬化等。

2. 消除诱因　主要措施有:①限制或禁食蛋白质,可增加葡萄糖和维生素等营养物质;②严禁病人吃粗糙食物,一旦出血,应积极控制出血,消除肠道积血;③谨慎使用麻醉、镇痛、镇静、催眠等药物;④采用清洁灌肠或口服硫酸镁导泻;⑤避免大量使用利尿剂;⑥防止感染;⑦注意防止低血钾。

3. 降低血氨　应用谷氨酸、精氨酸等药物来降低血氨;口服新霉素;口服乳果糖。

4. 促进正常神经递质功能恢复　补充正常神经递质,目前多用左旋多巴,增加中枢神经系统内儿茶酚胺的合成和贮存,恢复神经的正常功能。

【测试题】

一、单项选择题

1. 慢性萎缩性胃炎与慢性浅表性胃炎最重要的区别是
   A. 黏膜变厚
   B. 病变部位
   C. 炎细胞浸润的深度
   D. 固有腺减少、消失,常出现肠上皮化生
   E. 以上都不是

2. 下列哪项对诊断慢性肥厚性胃炎最有意义
   A. 黏液分泌腺泡明显增生,伴有淋巴细胞浸润
   B. 腺体与腺体间有明显的结缔组织增生
   C. 胃黏膜表层上皮细胞异型生长,表面有绒毛状突起
   D. 腺体变短并有囊性扩张
   E. 黏膜肥厚,腺体增生、肥大,腺管延长,腺体间有淋巴细胞浸润等

3. 胃溃疡病的病变部位最常见于
   A. 胃大弯
   B. 胃小弯近贲门处
   C. 胃小弯近幽门处
   D. 胃前壁
   E. 胃后壁

4. 十二指肠溃疡最常见的发生部位是
   A. 球部
   B. 降部
   C. 水平部
   D. 升部
   E. 以上都不是

5. 胃溃疡病最常见的并发症是
   A. 幽门梗阻
   B. 粘连
   C. 穿孔
   D. 出血
   E. 癌变

6. 溃疡病穿孔后最严重的后果是
   A. 穿孔后引起小网膜急性炎
   B. 穿孔后引起胃和十二指肠周围脓肿形成
   C. 穿孔后不与腹腔相通而进入邻近器官
   D. 穿孔后引起肠粘连
   E. 穿孔后引起急性弥漫性腹膜炎

7. 除外哪一项均为溃疡病的并发症

A. 幽门梗阻   B. 穿孔   C. 愈合

    D. 出血   E. 癌变

8. 溃疡病癌变多见于

    A. 胃溃疡病   B. 十二指肠溃疡病

    C. 胃十二指肠溃疡先后都癌变   D. 十二指肠溃疡合并出血

    E. 以上都不是

9. 胃溃疡底部的镜下特点是

    A. 炎性渗出物   B. 坏死组织   C. 肉芽组织

    D. 瘢痕形成   E. 以上几种病变

10. 一位肝炎患者做肝穿刺活检,镜下见肝细胞点状坏死,汇管区见少量淋巴细胞浸润及轻度纤维组织增生,肝小叶结构完整,上述病变符合

    A. 轻度慢性肝炎   B. 中度慢性肝炎   C. 重度慢性肝炎

    D. 急性普通型肝炎   E. 早期肝硬化

11. 除外哪一项,都是病毒性肝炎的变质性改变

    A. 气球样变   B. 脂肪变性   C. 胞浆疏松化

    D. 嗜酸性变   E. 嗜酸性小体

12. 急性肝炎的主要病变特点是

    A. 肝细胞结节状再生   B. 肝细胞大片状坏死

    C. 肝细胞广泛变性、坏死轻微   D. 桥接坏死

    E. 碎片状坏死

13. 门脉性肝硬化最严重的并发症是

    A. 脾大   B. 腹水   C. 肝性脑病

    D. 痔静脉曲张   E. 性激素水平紊乱

14. 下列哪一项不是肝硬化的特点

    A. 腹水形成   B. 病因消除后即可恢复肝脏的正常结构

    C. 胃肠道出血   D. 男性女性化

    E. 蜘蛛痣

15. 我国肝硬化的主要原因为

    A. 中毒   B. 营养缺乏   C. 慢性酒精中毒

    D. 病毒性肝炎   E. 黄曲霉素中毒

16. 以下哪一项不符合假小叶

    A. 假小叶内中央静脉偏位或有两个以上

    B. 假小叶可出现汇管区

    C. 假小叶内缺少中央静脉

    D. 纤维组织包绕在肝小叶周围

    E. 假小叶内肝细胞排列紊乱

17. 肝硬化时蜘蛛状血管痣发生的主要原因是

    A. 雌激素增多   B. 门脉压增高,侧支循环形成

    C. 血管内压增高   D. 肝功能不全,凝血机制障碍

    E. 低蛋白血症

18. 早期食管癌是
   A. 原位癌　　　　　　B. 黏膜内癌　　　　　　C. 黏膜下癌
   D. 未侵及肌层的癌　　E. 原位癌、黏膜内癌

19. 按发病率递减的顺序,食管癌常见的部位依次是
   A. 食管上段、下段、中段　　　　　B. 食管中段、上段、下段
   C. 食管下段、中段、上段　　　　　D. 食管中段、下段、上段
   E. 食管上、中、下段发病率无显著差别

20. 早期胃癌是
   A. 只限于黏膜内的癌　　　　　　B. 未侵及肌层的癌
   C. 直径在2cm以内的癌　　　　　D. 无淋巴结转移的癌
   E. 尚未浸润至浆膜层的癌

21. 革囊胃是指
   A. 胃溃疡广泛瘢痕形成
   B. 未分化型黏液腺癌
   C. 范围较大的溃疡
   D. 胃癌伴扩张
   E. 胃癌癌细胞在胃壁内弥漫浸润,胃壁增厚、变硬

22. 胃癌的最主要转移途径是
   A. 直接蔓延　　　　　B. 淋巴道转移　　　　　C. 血道转移
   D. 消化道内转　　　　E. 腹腔内种植

23. 与肝癌的发生关系不密切的是
   A. 亚硝胺　　　　　　B. 黄曲霉毒素　　　　　C. 乙型肝炎病毒
   D. 丙型肝炎病毒　　　E. 血吸虫

24. 大肠癌的好发部位是
   A. 横结肠　　　　　　B. 盲肠　　　　　　　　C. 直肠和乙状结肠
   D. 升结肠　　　　　　E. 降结肠

25. 下列诱发肝性脑病的因素中最为常见的是
   A. 上消化道出血　　　B. 利尿剂使用不当　　　C. 便秘
   D. 感染　　　　　　　E. 尿毒症

26. 肝性脑病时血氨生成过多的最常见的来源是
   A. 肌肉产氨增多　　　　　　　　B. 脑产氨增多
   C. 肠道产氨增多　　　　　　　　D. 肾重吸收氨增多
   E. 血中NH_4^+向NH_3转化增多

二、名词解释

1. 慢性萎缩性胃炎　2. 溃疡病　3. 病毒性肝炎　4. 嗜酸性小体　5. 点状坏死
6. 碎片状坏死　7. 桥接坏死　8. 肝硬化　9. 食管癌　10. 假小叶　11. 革囊胃　12. 大肠癌　13. 肝性脑病

三、填空题

1. 慢性胃炎根据病理变化的不同,可分为_____、_____、_____和_____。

2. 胃溃疡多发生在_____,十二指肠溃疡多发生在_____;溃疡形状为_____;

直径约_____。

3. 肝炎病毒传染途径主要有_____、_____、_____、_____。

4. 门脉性肝硬化常见的病因有_____、_____、_____、_____。

5. 肝硬化病人由于雌激素灭活障碍,可引起小血管分支扩张而出现_____和肝掌,尚可见男性_____发育和_____萎缩,女性出现_____失调。

6. 门静脉高压症的主要临床表现有_____、_____、_____、_____。

7. 中晚期期胃癌肉眼形态可分为_____型、_____型、_____型、_____型。

8. 大肠癌好发部位以_____最多见,其次为_____。

9. 解释肝性脑病的发生机制的学说有_____、_____、_____、_____。

四、问答题

1. 慢性萎缩性胃炎 A、B 型的主要鉴别点有哪些?

2. 溃疡病的肉眼形态特点有哪些?

3. 溃疡病的主要临床表现及常见并发症有哪些?

4. 慢性病毒性肝炎分哪几种类型?

5. 简述门脉性肝硬化的肉眼病变特点。

6. 简述肝硬化时的主要侧支循环。

7. 说出门脉性肝硬化肝功能障碍的主要表现。

8. 简述早期食管癌的病变特点。

9. 简述中晚期胃癌肉眼分型。

10. 简述晚期肝癌的肉眼分型。

11. 肝功能障碍时引起机体产氨增加的原因有哪些?

【参考答案】

一、单项选择题

1. D	2. E	3. C	4. A	5. D	6. E	7. C	8. A	9. E	10. A
11. B	12. C	13. D	14. B	15. C	16. D	17. A	18. D	19. D	20. B
21. E	22. B	23. E	24. C	25. A	26. C				

二、名词解释

1. 慢性萎缩性胃炎:是指胃黏膜固有腺体萎缩和伴肠上皮化生。

2. 溃疡病:是指以胃或十二指肠黏膜形成慢性溃疡为特征的一种常见病、多发病。

3. 病毒性肝炎:是由肝炎病毒引起的、以肝细胞变性坏死为主要病变的炎症,是一种非常常见的传染病。

4. 嗜酸性小体:肝细胞因胞质水分脱失浓缩而体积缩小,胞质嗜酸性增强,呈均匀致密的深红色,细胞核染色较深。如病变进一步发展,胞质更加浓缩,细胞核也浓缩至消失,最后剩深红色均一浓染的圆形小体。

5. 点状坏死:散在于肝小叶内的单个或数个肝细胞的坏死,常见于急性普通性肝炎。

6. 碎片状坏死:肝小叶周边界板的灶性坏死和崩解,伴炎性细胞浸润,常见于慢性肝炎。

7. 桥接坏死:常见于肝小叶中央静脉与汇管区之间,或两个肝小叶中央静脉之间,或两个汇管区之间出现互相连接的坏死带,常见于中度、重度慢性肝炎。

8. 肝硬化:是一种常见的慢性进行性肝脏疾病,可由多种原因引起。肝细胞长期受损,弥漫性变性坏死,继而出现纤维组织增生和肝细胞结节状再生,这三种病变反复交错进行,致使正常的肝小叶结构和血液循环途径逐渐被破坏和改建,使肝变形、变硬,表面和切面均呈结节状。

9. 食管癌:是由食管黏膜上皮或腺体发生的恶性肿瘤。

10. 假小叶:正常肝小叶结构被破坏消失,取而代之的是由大量纤维组织围绕,大小不等,圆形或椭圆形的肝细胞团。

11. 革囊胃:癌组织向胃壁内弥漫性浸润,使胃壁增厚变硬,黏膜皱襞大部分消失,胃腔缩小,似皮革制成的囊袋。

12. 大肠癌:是由大肠黏膜上皮和腺体发生的恶性肿瘤,包括结肠癌和直肠癌。

13. 肝性脑病:是指继发于严重肝脏疾病的中枢神经系统功能障碍所呈现的神经精神综合征。

三、填空题

1. 慢性浅表性胃炎　慢性萎缩性胃炎　慢性肥厚性胃炎　疣状胃炎

2. 胃窦部　球部的前壁或后壁　圆形或椭圆形　2cm 以内

3. 肠道　输血　注射　密切接触

4. 病毒性肝炎　慢性酒精中毒　营养缺乏　毒物中毒

5. 蜘蛛痣　乳房　睾丸　月经

6. 脾肿大　胃肠道淤血水肿　腹水　侧枝循环形成

7. 息肉型或蕈伞　溃疡　浸润　胶样癌

8. 直肠　乙状结肠

9. 氨中毒学说　假性神经递质学说　氨基酸代谢失衡学说　γ-氨基丁酸学说

四、问答题

1. 答:慢性萎缩性胃炎 A、B 型的主要鉴别见下表。

区别点	A 型	B 型
病因与发病机制	自身免疫	与幽门螺杆菌感染(60%～70%)、吸烟、酗酒、滥用药物等有关
病变部位	胃体部或胃底部	胃窦部
血中抗壁细胞和抗内因子抗体	阳性	阴性
血清维生素 B_{12} 水平	降低	正常
恶性贫血	有	无
胃酸分泌	减少或缺乏	减少但不缺乏
我国发病情况	较少见	多见
与癌变关系	不明显	密切

2. 答:胃溃疡多发生在胃小弯近幽门处,尤多见于胃窦部。胃溃疡多为单发,呈圆形或椭圆形,直径多在 2cm 以内。溃疡边缘整齐、状如刀切,底部平坦干净,黏膜皱襞因受溃疡底瘢痕的牵拉而呈放射状。溃疡常深达肌层甚至浆膜层。

3. 答:长期性、周期性、节律性上腹部疼痛,与进食有较明显的关系。胃溃疡病的疼痛多出现在餐后半小时～2 小时内,至下一餐前消失。十二指肠溃疡病的疼痛则出现在午夜或饥饿之时,持续至下次进餐(称为夜间痛或饥饿痛)缓解。另外,还可出现返酸、嗳气、呕吐、上腹部饱胀等临床症状。常见的并发症有出血、穿孔、幽门梗阻、癌变。

4. 答:根据炎症、坏死及纤维化程度,可分轻度慢性肝炎、中度慢性肝炎、重度慢性肝炎。

5. 答:早中期肝体积可正常或稍增大,重量增加,质地正常或稍硬,后期肝体积缩小,重量减轻可至1000g以下,硬度增加。表面呈结节状突起,直径多在0.1~0.5cm,最大不超过1.0cm,大小较一致。切面见黄褐色圆形或椭圆形结节,弥漫分布于全肝,结节周围有薄而均匀的灰白色纤维组织包绕。

6. 答:①胃底和食管下端静脉丛曲张,最常见,易破裂引起致命性大出血,是病人死亡的重要原因;②直肠静脉丛曲张,破裂可出现便血;③脐周静脉丛曲张,又称为"海蛇头"。

7. 答:①蛋白质合成障碍:白蛋白和球蛋白比值下降或倒置。②出血倾向:皮肤黏膜出血,如鼻出血、牙龈出血、皮肤瘀斑、月经过多等;③黄疸;④激素灭活功能减弱:出现"蜘蛛痣"和"肝掌",男性病人可出现乳房发育、睾丸萎缩,女性病人可出现月经失调、不孕等表现;⑤肝性脑病。

8. 答:仅累及黏膜层或黏膜下层,未侵犯肌层,无淋巴结转移。肉眼观,可无明显异常或仅见黏膜轻度糜烂或呈细颗粒状或微小乳头状。镜下观,几乎全是鳞状细胞癌。

9. 答:肉眼分四型:①息肉型或蕈伞型;②溃疡型;③浸润型;④胶样癌。

10. 答:肝明显肿大,重量增加,可因淤胆而呈黄绿色或棕褐色,大体可分为三型:①巨块型;②结节型;③弥漫型。

11. 答:①肠道内含氮成分增多;②尿素的肠肝循环增加;③肠道淤血,细菌繁殖增加;④肾脏产氨增加;⑤肌肉产氨增加。

(李志远)

第十六章　泌尿系统疾病

【学习精要】

第一节　肾小球肾炎(glomerulonephritis GN)

肾小球肾炎是一组以肾小损害为主的超敏反应性疾病。临床上常以蛋白尿、血尿、水肿和高血压为特征。大多数肾炎由免疫因素引起,主要机制为抗原抗体反应引起的变态反应。

能够引起肾炎的抗原有两大类:①内源性抗原:包括肾小球性(肾小球基底膜抗原、足细胞的足突抗原、内皮细胞和系膜细胞的细胞膜抗原等)和非肾小球性(DNA、核抗原、免疫球蛋白、肿瘤抗原、甲状腺球蛋白等);②外源性抗原:生物性病原体感染的产物、药物、异种血清等。

抗原、抗体复合物主要通过以下两种方式引起肾炎:①原位免疫复合物形成:抗体与肾小球内固有的或植入的抗原成分直接反应,形成复合物。有抗肾小球基底膜肾炎、Heymanm肾炎,这两种为肾小球本身抗原所致肾炎,原位复合物也可为抗体与植入性抗原结合形成。免疫荧光检查常显示不连续的颗粒状荧光。②循环免疫复合物沉积:由非肾小球性内源性或外源性可溶性抗原引起,相应抗体与之在循环中形成免疫复合物,随血流流经肾小球时沉积于局部,继而引起免疫损伤,属于Ⅲ型变态反应。针对肾小球细胞抗原的抗体可直接引起细胞损伤。

基本病理变化

1. 肾小球细胞增多:肾小球系膜细胞、内皮细胞、上皮细胞增生,中性粒细胞、单核细胞、淋巴细胞浸润所致。

2. 基底膜增生和系膜基质增多:基底膜本身增厚或内皮下、上皮下或基底膜本身的蛋白性物质沉积引起。病变累及系膜时系膜细胞增生,系膜基质增多。

3. 炎性渗出和坏死:急性可有中性粒细胞、纤维素渗出,血管壁可发生纤维素样坏死,伴血栓形成。

4. 玻璃样变和硬化:肾小球内出现均质的嗜酸性物质堆积。严重时可导致毛细血管袢塌陷,管腔闭塞,发生硬化。

临床表现

1. 急性肾炎综合征　明显血尿、轻到中度蛋白尿和水肿,并出现高血压。重者可有氮质血症或肾功能衰竭。常见于急性弥漫性增生性肾小球肾炎。

2. 肾病综合征　大量蛋白尿($\geqslant 3.5g/d$);低蛋白血症(血浆白蛋白 $< 30g/L$);全身性水肿;高脂血症和脂尿。可见于膜性肾炎,脂性肾病、局灶性节段性肾小球硬化、膜性增生性肾炎,系膜增生性肾小球肾炎。

3. 无症状性血尿或蛋白尿　持续或复发性肉眼血尿或镜下血尿,可伴有轻度蛋白尿,主要见于 IGA 肾病。

4. 快速进行性肾炎综合征　出现血尿和蛋白尿等尿改变后,迅速出现少尿、无尿,伴氮质血液,引起急性肾衰竭。主要见于快速进行性肾小球肾炎。

5. 慢性肾炎综合征　缓慢发生的肾衰竭,为各型肾炎终末阶段的表现。

6. 氮质血症　肾小球滤过率下降引起血尿素氮和血肌酐水平增高的改变。

7. 尿毒症　除氮质血症外,出现一系列自体中毒的表现。见于急性肾衰及慢性肾衰的晚期。

肾小球肾炎的病理类型

(一)急性弥漫性增生性肾小球肾炎

以毛细血管丛的系膜细胞和内皮细胞增生为主。大多数病例与感染有关,又称感染后肾炎。多发于儿童,主要表现为急性肾炎综合征。

1. 病因和发病机制　由循环免疫复合物引起。感染为发病的主要因素。常见病原体为 A 族乙型溶血性链球菌中的致肾炎菌株。常发生于咽部或皮肤链球菌感染后1-4 周。血清学检查可发现抗链球菌溶血素"O"增高。抗原抗体量接近平衡,抗原量稍多时形成的大小适度的可溶性免疫复合物易在肾小球内沉积引起炎症。

2. 病理变化

肉眼:双肾轻中度肿大,包膜紧张,表现充血,称"大红肾"。有的病例肾脏表现及切面有散在粟粒大小出血点,称"蚤咬肾"。

镜下:双肾绝大多数肾小球广泛受累。肾小球体积大,细胞数量增多,内皮细胞和系膜细胞增生及中性粒细胞、单核细胞浸润。同时内皮细胞肿胀,毛细血管腔狭窄或闭塞,肾小球内血量减少。肾小管(近曲)上皮细胞发生变性,管腔内可出现圆柱状管型。间质充血、水肿、炎细胞浸润。

免疫荧光检查,肾小球基底膜和系膜区有 IgG 和补体 C_3 沉积,颗粒状分布。

电镜:显示散在电子致密物,常见于脏层上皮组织与 GBM 之间,呈驼峰状。

3. 临床病理联系　主要为急性肾炎综合征。

4. 转归　95% 儿童患者痊愈,成人则 15% ~50% 愈后不好。

(二)新月体性肾小球肾炎

病情迅速发展,由蛋白尿、血尿迅速发展为少尿、无尿、肾功能进行性障碍,又称快速进行性肾小球肾炎。病理特征为大多数肾小球壁层上皮细胞增生形成新月体。

1. 病因与发病机制

大多数急进性肾小球肾炎由免疫损伤引起。

2. 病理变化

肉眼观:双肾肿大、苍白,皮质表面可见散在点状出血。

镜下观:大多数肾小球有新月体形成。主要是增生的壁层上皮细胞和渗出的单核细胞堆积成层,在球囊壁层呈新月状或环状分布。其见有较多纤维蛋白,淋巴细胞和中性粒细胞浸润。新月体早期以细胞成为主,称细胞性新月体。以后纤维成分增多转变为细胞-纤维性新月体。最终全部纤维化形成纤维性新月体。

肾小球囊腔闭塞,毛细血管受压萎缩。肾小管上皮细胞玻璃样变、萎缩、消失,肾间质水肿、炎细胞浸润、纤维增生。

3. 临床病理联系

早期,肾小球毛细血管损害出现血尿、蛋白尿。新月体形成后,球囊腔阻塞导致少尿、无尿、氮质血症。晚期,大量肾小球纤维化、玻璃样变引起肾功能衰竭。

4. 预后

较差。常于数周到数月死于尿毒症。

（三）膜性肾小球病

为慢性免疫复合物介导的疾病,是引起成人肾病综合征的最常见原因,对肾上腺皮质激素治疗不敏感。

1. 病理变化

肉眼观:双侧肾脏肿大,颜色苍白,称"大白肾"。

镜下观:早期肾小球基本正常,晚期肾小球毛细血管基底膜弥漫性增厚。

电镜观:上皮细胞肿胀,基膜与上皮之间有大量电子致密沉积物。沉积物之间基膜样物质增多形成钉状突起,基膜中沉积物逐渐被溶解吸收形成虫蚀状空隙。

肾小球基膜上出现的免疫复合物免疫荧光检查为颗粒状荧光。

2. 临床主要表现为肾病综合征。

（四）微小病变性肾小球病

是引起儿童肾病综合征的最常见原因。肾小球内无免疫复合物沉积,但证据表明本病与免疫机制有关。

1. 病理变化

肉眼:肾脏肿胀,颜色苍白。因肾小管上皮细胞内出现脂质沉积,切面皮质可出现黄白色条纹。

镜下观:肾小球结构病变不明显,近曲小管上皮细胞内出现脂滴和蛋白小滴。

电镜:肾小球脏层上皮细胞足突弥漫性消失。

2. 临床表现为肾病综合征。最早出现症状是水肿、选择性蛋白尿,一般不出现高血压和血尿。

（五）局灶性节段性肾小球硬化

病变特点是肾小球硬化,呈局灶性或阶段性分布。临床表现为肾病综合征,少数仅表现为蛋白尿。常伴有血尿和高血压。多发展为慢性肾小球肾炎。

（六）膜性增生性肾小球肾炎

病变特点是肾小球基底膜增厚、系膜细胞增生和系膜基质增多。临床表现为肾病综合征,常有血尿。

（七）系膜增生性肾小球肾炎

病变特点是弥漫性系膜细胞增生及系膜基质增多。临床表现具有多样性,可表现肾病综合征,也可为无症状蛋白尿或血尿。

（八）IgA 肾病

IgA 肾病（IgA nephropathy）多发生于儿童和青年。病变特点是系膜细胞增生和系膜基质增多。也可表现为局灶性节段性增生或硬化，少数有较多的新月体形成。免疫荧光检查系膜区有 IgA 沉积，也可出现 IgG 和 1gM。儿童病人预后较好，成人预后较差。临床表现血尿、轻度蛋白尿，少数病人表现为急性肾炎综合征。

（九）慢性肾小球肾炎

为各种不同类型肾炎发展的最后阶段。有大量肾小球发生玻变和硬化。常引起慢性肾衰。

1. 病因和发病机制　多种类型肾小球肾炎均可转变而来，或无病史，一发现已属慢性病变。以大量肾小球纤维化、硬化和玻变为特征。

2. 病理变化

肉眼：双肾对称性缩小，颜色苍白，质地变硬，呈弥漫性细颗粒状外观，有颗粒性固缩肾之称。切面皮质变薄，皮髓分界不清。小动脉壁增厚、变硬，断面哆开。

镜下：早期尚可见原肾炎病变。最终变化为：大量肾小球纤维化，玻璃样变。相应肾小管因缺血发生萎缩、消失。间质纤维化，炎细胞浸润，病变肾小球相互靠拢、集中。病变轻的肾单位代偿性扩大，肾小管扩张。纤维化、硬化收缩的肾单位与代偿扩张的肾单位交错存在，故而呈细颗粒状。

3. 临床病理联系　主要为慢性肾炎综合征（多尿、夜尿、低比重尿、贫血、高血压、氮质血症、尿毒症等）。

肾单位大量破坏，残存肾单位血流加快，GFR↑，肾小管重吸收功能有限，尿浓缩功能降低。

4. 预后　极差。常因尿毒症、高血压致心衰、脑出血死亡。

第二节　泌尿系统感染性疾病

一、病因及发病机制

主要是细菌感染引起，女性尿路感染发病率高于男性。感染途径有血源性感染和上行性感染两种。

1. 血源性感染　病原菌从感染病灶侵入血流，到达肾脏引起急性肾盂肾炎。细菌以金黄色葡萄球菌多见。双侧肾脏常同时受累。

2. 上行性感染　细菌沿输尿管和输尿管周围的淋巴管上行到达肾盂，引起肾盂、肾间质和肾小管的炎症。泌尿系统感染的易感因素包括尿道黏膜损伤、完全或不完全尿路梗阻、膀胱输尿管反流和肾内反流、慢性消耗性疾病、长期使用激素和免疫抑制剂等。

二、肾　盂　肾　炎

肾盂肾炎是由细菌感染引起的肾盂及肾间质和肾小管的化脓性炎症。女性多见。

临床上主要表现为发热、腰部酸痛、血尿、脓尿等。并可出现尿频、尿急、尿痛等膀胱刺激症状。晚期可出现肾功能不全和高血压，甚至尿毒症。

（一）急性肾盂肾炎

由细菌感染引起的肾盂、肾间质和肾小管的化脓性炎症,是尿路感染的重要部分。

1. 病因　急性肾盂肾炎多由一种细菌引起,主要是大肠杆菌。

2. 感染途径　上行性感染:常由泌尿道炎症引起,最常见;血源性感染:全身感染的一部分,较少见。

3. 病理变化　肉眼:肾脏体积增大,表面充血,有大小不等的黄白色脓肿,其周围有充血带。多个病灶相互融合形成较大的脓肿。切面可见肾盂黏膜表面有脓性渗出物,肾髓质内向皮质延伸的黄色条纹。镜下:肾盂黏膜充血、水肿,大量中性粒细胞浸润。肾间质可见大小不等脓肿,脓肿可破入肾小管,肾小管腔内可见中性粒细胞和脓细胞。

4. 临床病理联系

患者出现发热、寒战、白细胞增多、腰部酸痛和肾区叩击痛。尿道膀胱刺激症状。脓尿、蛋白尿、管型尿和菌尿。

结局:及时治疗,短期内痊愈;若诱因不去除,易复发。

（二）慢性肾盂肾炎

1. 病理变化

肉眼:肾脏体积缩小,形状不规则,出现不规则的凹陷性瘢痕。切面肾皮髓质界限不清,肾乳头萎缩,肾盂黏膜粗糙,肾盂和肾盏变形。

镜下:肾盂和肾盏黏膜慢性炎细胞浸润和纤维组织增生。肾内细动脉和小动脉发生玻璃样变和硬化。肾间质有淋巴细胞、浆细胞浸润及纤维组织增生。早期肾小球变化不明显,后期可发生纤维化和玻璃样变。

2. 临床病理联系

急性发作时,可出现急性肾盂肾炎的表现。常出现多尿、夜尿,肾组织纤维化和小动脉硬化导致肾缺血,引起高血压。晚期出现肾衰竭的表现。

结局:积极治疗可控制病情的发展。病变广泛可引起高血压和肾衰竭等。

第三节　泌尿系统常见肿瘤

一、肾 细 胞 癌

肾细胞癌是起源于肾小管上皮细胞的恶性肿瘤。多发生于 40 岁以后,男性多于女性。

1. 病因及发病机制　吸烟是引起肾癌的最重要的危险因素。其他危险因素包括肥胖(特别是女性)、高血压、接触石棉、石油产品和重金属等。

遗传性肾癌为常染色体显性遗传,发病年龄较小,常双侧、多灶性发病,但较少见。

2. 病理变化　肉眼观,圆形肿物,直径 3~15cm,切面淡黄色或灰白色,可见灶状出血、坏死、软化及钙化。肿瘤境界清楚,有假包膜形成,肿瘤表现为红、黄、灰、白等多种颜色相交错。

镜下观,组织学分型为:①透明细胞癌②乳头状癌③嫌色细胞癌。

3. 病理临床联系　血尿、腰痛、肾区肿块是具有诊断意义的三个症状。无痛性血尿是其最主要症状,常为间歇性血尿,早期仅有镜下血尿。

4. 转移及预后　肾细胞癌可向肾盂、肾盏和输尿管直接蔓延,穿过肾包膜向周围组织和器官蔓延。最常转移的部位是肺和骨,预后差。

二、尿路和膀胱上皮肿瘤

膀胱肿瘤绝大多数起源于上皮组织。

1. 病因　与长期接触联苯胺、苯胺和萘胺等化学致癌物质有关。此外,膀胱黏膜的慢性炎症、吸烟可明显增加膀胱癌的发病危险性。

2. 病理变化　尿路上皮肿瘤分为内翻性乳头状瘤、尿路上皮乳头状瘤、低度恶性潜能的非侵袭性乳头状尿路上皮肿瘤、低级别乳头状尿路上皮癌和高级别乳头状尿路上皮癌、浸润性尿路上皮癌。尿路上皮癌好发于膀胱侧壁和膀胱三角区近输尿管开口处。肿瘤大小不等,可呈乳头状或息肉状,可单发。

3. 临床病理联系　膀胱肿瘤常见的症状是无痛性血尿。出现继发感染可出现尿急、尿频、尿痛等症状。如肿瘤阻塞输尿管开口,引起肾盂积水、肾盂肾炎等。

4. 预后　膀胱移行细胞起源的肿瘤术后易复发。尿路上皮肿瘤的病人预后与肿瘤分级、是否浸润有较密切的关系。

第四节　肾功能衰竭

一、急性肾功能衰竭

急性肾衰竭是指各种原因引起肾泌尿功能在短期内急剧降低,引起代谢废物不能排出,水、电解质和酸碱平衡失调,机体内环境发生严重紊乱的全身性病理过程。

（一）病因

急性肾功能衰竭分为肾前性、肾性和肾后性三种。

1. 肾前因素　主要系各种原因造成的有效循环血量减少。又称功能性肾功能衰竭。

2. 肾性因素

（1）急性肾小管坏死:为临床上最常见,最重要的一种肾性 ARF。常见原因有:急性持续性肾缺血、急性肾中毒。

（2）广泛性肾小球、肾间质和肾血管损伤

（3）肾小管阻塞

3. 肾后因素:见于双侧尿路梗阻的各种因素。

（二）发病机制

ARF 的发病机制十分复杂,不同病因、不同时期、不同类型的 ARF,其发病机制不尽相同,但 GFR 均有降低。下面主要阐述肾缺血、肾中毒引起的少尿型 ARF 的发病机制。

1. 肾血管及血流动力学异常　肾血管及血流动力学异常是引起 ARF 初期 GFR 降低和少尿的主要机制。其原因是:①肾灌注压降低:当动脉血压低于 80mmHg 时肾小球滤过率下降。②肾血管收缩:由于交感—肾上腺髓质系统兴奋,儿茶酚胺增多;肾素—血管紧张素系统激活;肾内收缩及舒张因子释放失衡引起肾血管收缩。③肾血管内皮细胞肿胀、毛细血管管腔狭窄。④肾血管内凝血,阻塞血管。

2. 肾小管损伤　由于肾缺血、毒物引起肾小管坏死,异型输血的血红蛋白,在肾小管管腔形成各种管型,阻塞肾小管。此外,原尿的回漏引起肾间质水肿,压迫肾小管,导致囊内压升高,引起肾小球滤过率下降。

3. 肾小球滤过系数降低　肾小球滤过系数与滤过膜的面积及其通透性有关。肾缺血和肾中毒时肾小球滤过系数降低。

ARF 的发病机制是多种因素同时或先后作用的结果,一般而言,在 ARF 的初期,肾血流动力学改变起主导作用;当病变进一步发展,出现肾小管上皮细胞坏死时,肾小管损伤及肾血液流变学改变对 ARF 的持续与发展起重要作用。

(三) 功能、代谢变化

1. 少尿型 ARF

(1) 少尿期:约 1~2 周。此期是病程中最危险的阶段,其中危害最大的是高钾血症和水中毒。

1) 少尿,无尿及尿的质量改变:患者出现少尿,无尿,尿相对密度低,尿 Na^+ 含量增多。血尿、蛋白尿、各种管型尿。

2) 高钾血症:为少尿期病人的主要致死原因。产生的机制为:①肾排钾障碍;②组织分解增强,细胞内 K^+ 大量释出;③酸中毒使细胞内 K^+ 外逸;④低血钠时使远曲小管 K^+-Na^+ 交换减少。高血钾对心肌有毒性作用,引起心律失常,甚至心脏停搏而死亡。

3) 水中毒:主要因肾排水减少;ADH 分泌增多;体内分解代谢增强,内生水增多所致,可出现稀释性低钠血症,急性肺水肿、脑水肿以及心力衰竭。

4) 代谢性酸中毒:系肾脏排酸保碱功能减退及体内固定酸生成过多所致。酸中毒可引起心血管系统和中枢神经系统功能障碍及高钾血症,需及时纠正。

5) 氮质血症:血中尿素、肌酐、尿酸等非蛋白氮的含量显著升高。

(2) 移行期

(3) 多尿期:约 1~2 周。病人尿量增多。出现多尿是病情好转的标志,说明 GFR 已开始恢复。多尿的机制是:①再生的肾小管上皮细胞浓缩功能不完善;②经肾小球大量滤出的尿素等代谢产物,在肾小管内产生渗透性利尿作用。③肾间质水肿消退使肾小管阻塞解除。此期因丧失大量水,电解质,容易造成水、电解质代谢紊乱,并因抵抗力下降而易发生感染,值得注意。

(4) 恢复期:恢复时间较长,可转为慢性肾功能衰竭。

2. 非少尿型 ARF　近年来,非少尿型 ARF 发病率逐渐增多,其发病机制为:①肾单位受损程度不一,健存的少部分肾单位,其血流量和肾小球滤过功能尚正常;②肾小管浓缩功能障碍较肾小球滤过功能降低更严重,故造成发病后尿量无明显降低。但由于 GFR 降低,内环境紊乱(如氮质血症、代谢性酸中毒等)仍然存在,值得注意。本病一般病情轻,预后好,但易发生漏诊,若治疗不及时,可向少尿型 ARF 转化。

(四) 防治原则

1. 积极治疗原发病,消除引起或加重 ARF 的因素。

2. 对症处理　对少尿期病人应注意"量出为入"的原则,严格控制水钠摄入;积极处理高钾血症;纠正代谢性酸中毒;控制氮质血症;注意防治并发感染。凡有透析指征时,应尽早进行透析治疗。

二、慢性肾功能衰竭

慢性肾功能衰竭(chronic renal failure,CRF)是指因各种病因造成肾单位进行性破坏,以致健存肾单位不能充分排出代谢废物和维持内环境恒定,机体逐渐出现以代谢废物潴留,水、电解质与酸碱平衡紊乱,肾内分泌功能障碍等肾功能损害为特点的病理过程。

(一)病因

凡能引起肾实质进行性破坏的疾患,均可导致 CRF。主要包括:

1. 肾脏疾患 慢性肾小球肾炎、慢性肾盂肾炎、肾结核、全身性红斑狼疮等。其中以慢性肾小球肾炎最为常见。

2. 肾血管疾患:高血压性肾小动脉硬化,结节性动脉周围炎等。

3. 尿路慢性梗阻:如尿路结石、肿瘤、前列腺肥大等。

(二)发病机制

目前尚不十分清楚,可能与以下机制有关:①原发病的作用:各种慢性肾脏疾病和继发于全身性疾病的肾损害导致肾单位破坏。②继发性进行性肾小球硬化:是导致继发性肾单位丧失的重要因素,其发生与健存肾单位假说、矫枉失衡学说、肾小球过度滤过假说及系膜细胞增殖和细胞外基质产生增多等机制有关。③肾小管-间质细胞损伤:慢性肾脏疾病时,肾小管-间质区损伤与 CRF 发生发展具有密切的相关性,肾小管-间质细胞损伤是由慢性炎症、慢性缺氧、肾小管高代谢等病理因素综合作用的结果。

(三)功能、代谢变化

1. 泌尿功能障碍

(1)尿量的变化:CRF 病人的尿量变化特点是从夜尿、多尿发展为少尿。

(2)尿质的变化:蛋白尿、血尿和脓尿、管型尿。

(3)低渗尿或等渗尿。

2. 氮质血症

CRF 时因 GFR 降低,也可引起氮质血症。CRF 早期,NPN 升高可不明显,晚期可出现严重的氮质血症,其中以 BUN 增多为主。

3. 水、电解质和酸碱平衡紊乱

(1)水代谢紊乱:肾功能衰竭后对水的调节功能障碍易发生水潴留或脱水。

(2)钠代谢紊乱:CRF 病人对钠的调节功能降低,可出现低钠血症或高钠血症。

(3)钾代谢紊乱:CRF 早期可血钾正常。若进食过少或兼有呕吐、腹泻,可出现低钾血症。CRF 晚期,GFR 显著减少,肾小管泌钾功能障碍,加之酸中毒及组织分解增强,均可引起高钾血症。

(4)钙和磷代谢紊乱:表现为高血磷和低血钙,高血磷的形成主要是因 GFR 明显下降,磷排出障碍,加上继发性甲状旁腺素(PTH)分泌增多,促使骨磷大量释放,造成血磷浓度不断升高。而低血钙则与血磷增高、$1,25-(OH)_2D_3$ 合成减少使肠钙吸收不良、降钙素分泌增多抑制肠钙吸收等因素有关。

(5)代谢性酸中毒:其发生机制主要与 GFR 下降使酸性物质滤过减少、肾小管泌 H^+、泌 NH_3 与重吸收 HCO_3^- 功能降低以及机体分解代谢增强、固定酸生成过多等有关。

4. 肾性高血压 其产生的机制与钠水潴留、肾素-血管紧张素活性增强以及肾分泌的抗高血压物质减少有关。高血压可引起左心肥大,甚至心力衰竭,CRF 病人常可因心力衰竭而致死。

5. 肾性贫血 其主要原因是肾促红细胞生成素减少,使骨髓红细胞生成锐减;体内蓄积的代谢毒物抑制骨髓造血功能、破坏红细胞增多、铁缺乏或再利用障碍以及出血等有关。

6. 出血倾向　主要由体内积聚的代谢毒物抑制血小板功能所致。

7. 肾性骨病　其发生机制与钙磷代谢障碍、继发性甲状旁腺功能亢进、维生素 D 代谢障碍和酸中毒等有直接的关系。

（四）防治原则

1. 治疗原发病，防止肾实质进一步损害。

2. 饮食治疗　限制蛋白质饮食与高热量饮食，对少尿、水肿及高血压患者应限制食盐。

3. 对症治疗　纠正水、电解质和酸碱平衡紊乱，控制感染，治疗高血压、贫血及心力衰竭等。

4. 透析疗法　包括血液透析和腹膜透析。

5. 肾移植　是治疗严重 CRF 最根本的方法。

三、尿　毒　症

尿毒症是指肾功能衰竭发展到严重阶段，体内代谢终末产物和内源性毒物潴留，水、电解质和酸碱平衡严重紊乱以及肾脏内分泌功能严重失调，由此产生的一系列临床综合征。

（一）发病机制

尿毒症的发病是多种因素综合作用的结果。尿毒症的发生与尿毒症毒素、甲状旁腺激素及血铝含量增高等因素有关。

（二）功能、代谢变化

1. 神经系统变化　出现尿毒症性脑病（淡漠、头痛、注意力不集中、记忆力减退、严重时出现嗜睡、昏迷等）和周围神经病变（下肢远端麻木、刺痛和烧灼感、腱反射减弱、甚至运动障碍）。

2. 心血管系统变化　可出现多种心血管损害，如尿毒症性心包炎、心肌炎、心律失常、心力衰竭、动脉粥样硬化及高血压等。

3. 呼吸系统变化　酸中毒使呼吸加深加快，严重时出现潮式呼吸、Kussmaul 呼吸。患者呼出的气体有氨味，这是因尿素经唾液酶分解为氨所致。还可引起纤维蛋白性胸膜炎、肺纤维化、钙化等病变。心力衰竭、钠水潴留等可引起肺水肿。

4. 消化系统变化　出现厌食、恶心、呕吐、腹泻、口腔黏膜溃疡、消化道出血等症。

5. 内分泌系统变化　尿毒症可产生多种内分泌的紊乱，除 PTH 增多及肾产生的激素减少，还可出现性激素紊乱。女性可见月经不规则或闭经，男性则常有阳痿、精子生成减少等。

6. 免疫系统变化　尿毒症的毒性物质可抑制机体免疫力。

7. 皮肤变化　尿毒症病人面色苍白或呈黄褐色，皮肤瘙痒，并可有尿素结晶，称为尿素霜。

（三）防治的原则

尿毒症的防治与 CRF 相同。

【测试题】

一、单项选择题

1. 引起急性肾盂肾炎最常见的病原体是

A. 葡萄球菌　　　　B. 链球菌　　　　C. 淋球菌

D. 分枝杆菌　　　　E. 大肠杆菌

2. 与免疫复合物无关的肾小球肾炎是

    A. 膜性肾小球肾炎　　　　　　　　　　B. 急性弥漫性增生性肾小球肾炎

    C. 轻微病变性肾小球肾炎　　　　　　　D. 膜性增生性肾小球肾炎

    E. 系膜增生性肾小球肾炎

3. 新月体主要由哪些细胞增生形成

    A. 系膜细胞　　　　　　B. 脏层上皮细胞　　　　C. 毛细血管内皮细胞

    D. 以上均有　　　　　　E. 壁层上皮细胞

4. 与免疫复合物沉积无关的肾小球肾炎是

    A. 膜性肾小球肾炎

    B. 脂性肾病

    C. 膜性增生性肾小球炎

    D. 急性弥漫性增生性肾小球肾炎

    E. 以上均不是

5. 急性弥漫性增生性肾小球肾炎肉眼变化主要呈现

    A. 大白肾　　　　　　　B. 蚤咬肾和大红肾　　　C. 多发性小脓肿

    D. 多囊肾　　　　　　　E. 固缩肾

6. 新月体主要由下列哪种细胞增生形成

    A. 系膜细胞　　　　　　B. 足细胞　　　　　　　C. 内皮细胞

    D. 壁层上皮细胞　　　　E. 中性粒细胞

7. 肾原发性肿瘤中最多见的是

    A. 移行上皮癌　　　　　B. 肾母细胞瘤　　　　　C. 鳞状细胞癌

    D. 血管肉瘤　　　　　　E. 肾腺癌

8. 急性弥漫性增生性肾小球肾炎的病变是

    A. 纤维素性炎　　　　　B. 变态反应性炎　　　　C. 变质性炎

    D. 化脓性炎　　　　　　E. 增生性炎

9. 膜性肾小球肾炎的肉眼变化是

    A. 大红肾　　　　　　　B. 大白肾　　　　　　　C. 蚤咬肾

    D. 疤痕肾　　　　　　　E. 固缩肾

10. 轻微病变型肾小球肾炎在光镜下的改变是

    A. 肾小球轻度肿大　　　　　　　　　　B. 肾小球内皮细胞轻度增生

    C. 肾小管上皮细胞脂变　　　　　　　　D. 肾小管上皮细胞水变性

    E. 肾小球基底膜增厚

11. 急性肾盂肾炎是

    A. 纤维素性炎　　　　　B. 变态反应性炎　　　　C. 变质性炎

    D. 化脓性炎　　　　　　E. 增生性炎

12. 下列关于肾盂肾炎的叙述哪一项是错误的

    A. 多见于女性、多由上行性感染引起

    B. 上行性感染首先累及肾盂、下行性感染先累及皮质的间质

    C. 是由细菌直接感染肾间质引起的炎症

    D. 是肾盂黏膜和肾小球的增生性炎症

E. 可形成大小不等的多发性脓肿

13. 膜性增生性肾小球肾炎的特点是肾小球的
    A. 肾球囊壁层上皮增生、形成大量新月体
    B. 毛细血管丛内皮细胞显著增生肥大
    C. 系膜细胞增生并产生大量基质
    D. 肾球囊壁增厚，肾小球周围纤维化
    E. 基底膜伸出钉突状突起

14. 膀胱癌最突出的临床表现
    A. 无痛性血尿　　　　B. 膀胱刺激综合征　　　C. 尿路梗阻
    D. 蛋白尿和管型尿　　E. 腹部肿块

15. 引起儿童期肾病综合征最常见的肾炎类型是
    A. 膜性肾小球肾炎　　　　　　　　B. 急性弥漫性增生性肾小球肾炎
    C. 轻微病变性肾小球肾炎　　　　　D. 膜性增生性肾小球肾炎
    E. 系膜增生性肾小球肾炎

16. 有关肾病综合征的描述,下列哪项除外
    A. 高血压　　　　　　B. 高脂血症　　　　　　C. 高度水肿
    D. 低蛋白血症　　　　E. 高蛋白尿

17. 肾功能衰竭是指
    A. 以少尿、无尿为主要表现的病理过程
    B. 以酸中毒、高钾血症为主要表现的病理过程
    C. 以血尿、蛋白尿为主要表现的病理过程
    D. 各种肾脏疾病引起的病理过程
    E. 肾泌尿、内分泌功能障碍引起内环境紊乱的病理过程

18. 急性肾功能衰竭患者不易出现
    A. 高钙血症　　　　　B. 水潴留　　　　　　　C. 高钾血症
    D. 氮质血症　　　　　E. 代谢性酸中毒

19. 肾前性急性肾功能衰竭常见的病因是
    A. 急性肾盂肾炎　　　B. 急性肾小球肾炎　　　C. 尿路梗阻
    D. 汞中毒　　　　　　E. 休克

20. 急性肾功能衰竭少尿期患者,易发生下列何种电解质紊乱
    A. 高钾血症　　　　　B. 高钠血症　　　　　　C. 低钾血症
    D. 高钙血症　　　　　E. 低镁血症

21. 急性肾功能衰竭少尿期最严重的并发症是
    A. 水肿　　　　　　　B. 氮质血症　　　　　　C. 高钾血症
    D. 高镁血症　　　　　E. 酸中毒

22. 下列哪项不是引起急性肾功能衰竭少尿的机制
    A. 肾血管收缩　　　　B. 肾小球过度滤过　　　C. 肾小管阻塞
    D. 肾小管原尿返流　　E. 肾灌注压下降

23. 引起慢性肾功能衰竭最常见的病因是
    A. 慢性肾盂肾炎　　　　　　　　　B. 慢性肾小球肾炎

C. 糖尿病性肾小动脉硬化　　　　　D. 高血压性肾小动脉硬化

E. 肾肿瘤

24. 反映肾功能衰竭程度的可靠指标是

A. 尿量多少　　　　　　B. 血钾浓度　　　　　　C. 尿渗透压

D. 内生肌酐清除率　　　E. 血压高低

25. 关于急性肾功能衰竭产生多尿的机制,下列哪项除外

A. 肾小管阻塞解除,间质水肿消失

B. 肾血流和肾小球滤过功能逐渐恢复

C. 抗利尿激素分泌减少

D. 渗透性利尿

E. 新生的肾小管上皮细胞浓缩功能低下

26. 关于急性肾功能衰竭多尿期,下列哪项是错误的

A. 多尿期早期仍有氮质血症　　　　B. 多尿期可发生低钾血症

C. 多尿期早期仍有酸中毒　　　　　D. 进入多尿期应立即补充 KCl

E. 新生的肾小管上皮细胞功能低下

二、名词解释

1. 继发性颗粒性固缩肾　2. 肾病综合征　3. 急性肾炎综合征　4. 大红肾　5. 急性肾功能衰竭　6. 慢性肾功能衰竭　7. 氮质血症　8. 肾性骨营养不良

三、填空题

1. 肾病综合征包括＿＿＿＿、＿＿＿＿、＿＿＿＿和＿＿＿＿。

2. 慢性肾小球肾炎主要病变特点是肾小球＿＿＿＿、＿＿＿＿,肾小管＿＿＿＿,肾间质＿＿＿＿,肾小动脉＿＿＿＿。

3. 肾盂肾炎主要累及＿＿＿＿和＿＿＿＿,属于化脓性炎,其感染途经有＿＿＿＿和＿＿＿＿。

4. 肾细胞癌好发部位为＿＿＿＿,最常见的组织学类型为＿＿＿＿,转移特点是＿＿＿＿。

5. 膀胱移行细胞癌好发部位有＿＿＿＿,＿＿＿＿。

6. 急性肾功能不全患者体内可发生一系列代谢紊乱,其中危害最大的是＿＿＿＿和＿＿＿＿,其次是代谢性酸中毒和氮质血症。

7. 慢性肾功能不全时,往往有血磷＿＿＿＿和血钙＿＿＿＿。

四、问答题

1. 叙述肾小球肾炎的基本病变。

2. 叙述急性弥漫性肾小球肾炎的病变特点及临床病理联系。

3. 试述新月体性肾小球肾炎的临床病理联系。

4. 急性肾盂肾炎有哪些病理变化,可引起哪些临床表现?

5. 慢性肾盂肾炎多尿、夜尿、高血压是怎样产生的?

6. 引起肾盂肾炎的好发因素有哪些?

7. 简述急性肾功能衰竭发生少尿的机制。

8. 简述肾性贫血的发生机制。

【参考答案】

一、单项选择题

1. B　2. C　3. E　4. B　5. B　6. D　7. E　8. E　9. B　10. C
11. D　12. D　13. C　14. A　15. E　16. A　17. E　18. A　19. E　20. A
21. C　22. B　23. B　24. D　25. C　26. D

二、名词解释

1. 继发性颗粒性固缩肾:慢性肾炎的大体改变表现为两侧肾脏对称性缩小,表面呈弥漫性细颗粒状。称为继发性颗粒性固缩肾,以区别于高血压时的原发性颗粒性固缩肾。

2. 肾病综合征:临床上以大量蛋白尿、全身性水肿、低蛋白血症、高脂血症和脂尿为特征的综合征,引起这组改变的关键因素是肾小球毛细血管壁损伤,通透性增高,血浆蛋白滤过增加,导致严重的蛋白尿。

3. 急性肾炎综合征:起病急,常表现为明显的血尿、轻到中度蛋白尿和水肿,并出现高血压。重症可有氮质血症和肾功能不全。常见于急性弥漫性增生性肾小球肾炎。

4. 大红肾:急性弥漫性增生性肾小球肾炎,双侧肾脏轻到中度肿大,胞膜紧张,表面充血,称为大红肾。

5. 急性肾功能衰竭:是指各种原因在短期内(通常数小时至数天)引起双肾泌尿功能急剧障碍,以致机体内环境出现严重紊乱的病理过程。临床表现主要为氮质血症、水中毒、高钾血症和代谢性酸中毒。

6. 慢性肾功能衰竭:各种慢性肾脏疾病引起肾单位慢性进行性、不可逆性破坏,以致残存的肾单位不足以充分排除代谢废物和维持内环境的恒定,导致代谢废物和毒物在体内积聚,水、电解质和酸碱平衡紊乱以及肾内分泌功能障碍,并伴有一系列临床症状的病理过程,被称为慢性肾功能衰竭。

7. 氮质血症:血中尿素、肌酐、尿酸等非蛋白氮的含量升高,称为氮质血症。

8. 肾性骨营养不良:慢性肾衰时,由于钙磷和维生素 D 代谢障碍、继发性甲状旁腺功能亢进、以及酸中毒等因素所引起的骨病,包括幼儿出现的肾性佝偻病和成人的骨软化、骨质疏松、骨硬化。

三、填空题

1. 大量蛋白尿　明显水肿　低蛋白血症　高脂血症
2. 纤维化　玻璃样变　萎缩消失　增生　硬化
3. 肾盂　肾间质　上行性感染　血源性感染
4. 肾上极　透明细胞型　广泛转移
5. 膀胱侧壁　膀胱三角区靠近输尿管开口处
6. 高钾血症　水中毒
7. 增高　降低

四、问答题

1. 答:(1)肾小球细胞增多:由于肾小球系膜细胞、内皮细胞和上皮细胞增生,加上中性粒细胞、单核细胞及淋巴细胞浸润。

(2)基底膜增厚:基底膜改变可以是基底膜本身的增厚,也可以由内皮下、上皮下或基底膜本身的蛋白性物质的沉积引起。

（3）炎性渗出和坏死：急性炎症时，肾小球内可出现中性粒细胞等炎细胞和纤维素渗出，血管壁可发生纤维素样坏死，并可伴血栓形成。

（4）玻璃样变和硬化：肾小球玻璃样变指肾小球内出现均质的嗜酸性物质堆积。严重时可导致毛细血管袢塌陷，管腔闭塞，发生硬化。

2. 答：肾小球体积大，细胞数量增多，内皮细胞和系膜细胞的增生及中性粒细胞、单核细胞浸润。有时伴有上皮细胞的增生。病变严重时毛细血管壁发生节段性纤维素样坏死，血管破裂引起出血。

临床病理联系：（1）血尿常为主要表现，因毛细血管壁发生节段性纤维素样坏死，血管破裂引起出血所致。（2）水肿是因内皮细胞和系膜细胞的增生及中性粒细胞、单核细胞浸润，压迫毛细血管，致管腔狭窄，使肾小球滤过率降低，或因变态反应引起的毛细血管通透性增高。（3）高血压主要原因是肾小球滤过率降低，水钠潴留，血容量增加。因此还可出现少尿、氮质血症。

3. 答：血尿、少尿、无尿、氮质血症、高血压。血尿是由于肾小球毛细血管发生纤维蛋白样坏死，基膜缺损所致。少尿、无尿、氮质血症是因大量新月体形成致肾球囊腔阻塞，血浆不能滤过，出现少尿、无尿，代谢废物不能排出，而在体内潴留引起氮质血症。高血压是因大量肾小球纤维化、玻璃样变，导致肾切缺血，通过肾素——血管紧张素作用而引起。

4. 答：急性肾盂肾炎是以肾间质和肾小管为主的急性化脓性炎症。

（1）急性化脓性炎症可引起全身症状，常有发热、寒战、血白细胞增多。

（2）炎症引起肾脏体积增大，包膜紧张和肾脏包膜炎可引起腰部酸痛，体检时可有肾区叩击痛。

（3）肾盂、肾盏黏膜充血、水肿，表面积脓，肾盂内常积有脓液，肾髓质内有化脓灶，延伸至皮质，这些肾脏的化脓性病变可引起脓尿、菌尿、管型尿、蛋白尿。炎症严重时，肾组织和肾盂有点状出血，此时可出现血尿。

（4）膀胱或尿道的急性炎症常引起尿频、尿急和尿痛等刺激症状。由于病灶呈不规则灶性分布，故肾功能一般不受损害，极少引起氮质血症和高血压。

5. 答：（1）肾盂肾炎较早累及肾小管，慢性肾盂肾炎中肾小管受累最为严重，可发生萎缩、坏死、消失，并被纤维组织代替。部分肾小管代偿性肥大和扩大。肾小管功能障碍出现得较早，也较为严重，肾小管的浓缩功能降低，而肾小球的滤过功能相对正常，病人可出现多尿、夜尿。

（2）肾单位的破坏和间质血管硬化，管腔狭窄可引起肾组织缺血，通过球旁细胞分泌肾素而引起继发性高血压。

6. 答：（1）性别：女性好发肾盂肾炎。因为尿道较短和性交引起的尿道损伤使女性容易发生下尿路的感染。与性生活频繁的女性相比，修女下尿路感染的发生率很低。怀孕期间，因激素引起输尿管平滑肌松弛，增大的子宫压迫引起尿液潴留，可发生上尿路的急性细菌感染。

（2）尿路的阻塞：潴留的尿液是细菌良好的培养基；膀胱颈部的阻塞可通过膀胱输尿管返流引起感染；逆向的压力可削弱肾脏对感染的自然抵抗力；慢性尿路阻塞引起的肾功能衰竭使人体对感染抵抗力全面下降。

7. 答：①肾缺血使 GFR 降低引起少尿；②肾缺血、肾中毒等使肾小管上皮细胞坏死脱落阻塞肾小管，从而使管腔内压增高，造成 GFR 降低而发生少尿；③肾缺血、肾中毒导致肾小管上皮细胞广泛坏死脱落、基底膜断裂,使原尿经受损的部位进入肾间质,发生间质水肿。间质水肿压迫肾小管和管周毛细血管,从而加重肾小管阻塞和肾缺血,使 GFR 进一步降低、肾损害进一步加重。

8. 答:因肾疾病导致的贫血称为肾性贫血。其发生机制是①肾脏合成的促红色细胞生成素减少;②骨髓造血功能受抑制(红细胞破坏速度加快);③肠道对铁的吸收减少(铁的再利用障碍);④溶血和出血。

(傅小一　徐　娟)

第十七章 生殖系统和乳腺疾病

【学习精要】

第一节 子宫颈疾病

一、慢性子宫颈炎

为育龄妇女最常见的妇科疾病,常由链球菌、葡萄球菌等引起,分娩、机械损伤是其诱发因素。

病变特点:宫颈黏膜充血水肿,间质慢性炎细胞浸润,伴腺上皮增生及鳞状上皮化生;部分病例形成宫颈黏液潴留囊肿(纳博特囊肿)及宫颈息肉;宫颈真性糜烂较少见。

临床表现:主要为白带增多。

二、子 宫 颈 癌

是女性生殖系统常见的恶性肿瘤,多发生于40~60岁女性。

子宫颈癌的发生与早婚、多产、宫颈裂伤、局部卫生不良、包皮垢等因素相关。性生活过早和性生活紊乱是子宫颈癌发病的最主要原因。HPV感染也是子宫颈癌的主要致病因素(尤其是HPV-16、18、31、33等为高危险性亚型)。

肉眼观:分为糜烂型、外生菜花型、内生浸润型和溃疡型四型。

组织学类型:以鳞状细胞癌居多,腺癌较鳞癌少见。

1. 子宫颈鳞状细胞癌:子宫颈的鳞状上皮内病变和鳞状细胞癌大多累及子宫颈鳞状上皮和柱状上皮交界处,或来源于宫颈内膜化生的鳞状上皮。

早期浸润癌或微小浸润性鳞状细胞癌:指癌细胞突破基底膜,向固有膜间质内浸润,在固有膜内形成不规则的癌细胞巢或条索,但浸润深度不超过5mm者。

浸润癌:癌组织向间质内浸润性生长,浸润深度超过基底膜下5mm者。

2. 子宫颈腺癌:分为高分化、中分化和低分化腺癌三型。

扩散:(1)直接蔓延:向上浸润破坏整段子宫颈,但很少侵犯子宫体;向下累及阴道;向两侧侵犯宫旁及盆壁组织,若肿瘤侵犯或压迫输尿管可引起肾盂积水和肾衰竭;晚期向前可侵及膀胱,向后可累及直肠。(2)淋巴道转移:是子宫颈癌最重要和最常见的转移途径。(3)血道转移:较少见,晚期可经血道转移至肺、骨及肝。

临床病理联系:早期常无自觉症状。随病变进展,患者出现不规则阴道流血及接触性出血,白带增多,有特殊腥臭味。晚期出现下腹部及腰骶部疼痛等。

第二节 滋养层细胞疾病

滋养层细胞疾病包括葡萄胎、侵蚀性葡萄胎、绒毛膜癌和胎盘部位滋养细胞肿瘤,其共同特征为滋养层细胞异常增生。患者血清和尿液中人绒毛膜促性腺激素(HCG)含量高于正常妊娠。

一、葡 萄 胎

又称水泡状胎块,是胎盘绒毛的一种良性病变,可发生于育龄期的任何年龄。

病理变化:葡萄胎分为完全性和部分性。肉眼观,病变局限于宫腔内,不侵入肌层。胎盘绒毛高度水肿,形成透明或半透明的薄壁水泡,内含清亮液体,有蒂相连,形似葡萄。镜下特点:①绒毛因间质高度疏松水肿而增大;②绒毛间质内血管消失,或见少量无功能的毛细血管,内无红细胞;③滋养层细胞有不同程度增生,并有轻度异型性。其中以滋养层细胞增生为葡萄胎的最重要特征。

二、侵蚀性葡萄胎

为介于葡萄胎和绒毛膜癌之间的交界性肿瘤。与葡萄胎的主要区别是水泡状绒毛侵入子宫肌层,形成紫蓝色出血坏死结节,甚至向子宫外侵袭。

病变特点:镜下,滋养层细胞增生程度和异型性均较葡萄胎显著。常见出血坏死,其中可见水泡状绒毛或坏死的绒毛,有无绒毛结构是本病与绒毛膜癌的主要区别。

大多数侵蚀性葡萄胎对化疗敏感,预后良好。

三、绒 毛 膜 癌

简称绒癌,是滋养层细胞发生的高度恶性肿瘤。绝大多数与妊娠有关,多继发于葡萄胎、自然流产、正常分、早产和异位妊娠。

病理变化:肉眼观,癌结节单个或多个,位于子宫的不同部位,常侵入深肌层,甚至穿透子宫壁达浆膜外。癌结节质软,暗红或紫蓝色。镜下,肿瘤组织由分化不良的似细胞滋养层和似合体滋养层的两种肿瘤细胞组成,细胞异型性明显,核分裂象易见。癌细胞排列成巢状或条索状,不形成绒毛和水泡状结构,无间质血管。

扩散:绒毛膜癌极易经血道转移,以肺最常见,其次为脑、胃肠道和阴道壁等。

大多数患者经化疗可治愈,即使已发生转移的病例治愈率可达70%,甚至治愈后可正常妊娠。

四、胎盘部位滋养细胞肿瘤

胎盘部位滋养细胞肿瘤源自胎盘绒毛外中间滋养叶细胞,相当少见。

病理变化:肉眼观,肿瘤位于胎盘种植部位,呈结节状,棕黄色,切面肿瘤侵入子宫肌层,与周围组织界限不清。镜下,肿瘤细胞形态单一,多数为单核,少数呈多核或双核,瘤细胞在肌间呈单个、条索状、片状或岛屿状排列。一般无坏死和绒毛。

第三节　乳　腺　癌

乳腺癌是来自乳腺终末导管小叶单元上皮的恶性肿瘤,发病率居女性恶性肿瘤第一位。半数以上发生于乳腺外上象限,其次为乳腺中央区和其他象限。

病理变化:乳腺癌组织形态复杂,类型较多,大致上分为非浸润性癌和浸润性癌两大类。

1. 非浸润性癌　分为导管内原位癌和小叶原位癌,二者均来自终末导管-小叶单元上皮细胞。二者均局限于基底膜以内,未向间质或淋巴管、血管浸润。

(1)导管内原位癌:导管明显扩张,癌细胞局限于扩张的导管内,导管基底膜完整。分为粉刺癌和非粉刺型导管内癌。其中粉刺癌的特征性改变是导管中央常见坏死。

(2)小叶原位癌:扩张的乳腺小叶末梢导管和腺泡内充满呈实体排列的癌细胞,癌细胞较小,大小形状较为一致。癌细胞未突破基底膜。

2. 浸润性癌

(1)浸润性导管癌:由导管内癌发展而来,是最常见的乳腺癌类型。

病理变化:肉眼观,肿瘤灰白色,质硬,切面有砂粒感,无包膜,与周围组织分界不清,活动度差。可引起乳头下陷和橘皮样外观。镜下,组织学形态多种多样,癌细胞排列成巢状、团索状,或伴有少量腺样结构。癌细胞大小形态各异,多形性常较明显,核分裂象多见。肿瘤间质有致密的纤维组织增生。

(2)浸润性小叶癌:由小叶原位癌发展而来。

病理变化:肉眼观,切面呈橡皮样,灰白柔韧,与周围组织无明显界限。镜下,癌细胞呈单行串珠状或细条索状浸润于纤维间质中,或环形排列在正常导管周围。癌细胞小,大小较一致,核分裂象少见。

(3)特殊类型癌:主要有髓样癌伴大量淋巴细胞浸润、小管癌、黏液癌及佩吉特病。

第四节　前列腺疾病

一、前列腺增生症

又称前列腺结节状增生或前列腺肥大,以前列腺上皮和间质增生为特征。是 50 岁以上男性的常见疾病,发病率随年龄的增加而递增。患者可有排尿困难,尿流变细,滴尿、尿频和夜尿增多。

病理变化:肉眼观,前列腺呈结节状增大,灰白,质韧,与周围正常前列腺组织界限不清。镜下,前列腺增生主要由纤维、平滑肌和腺体三种成分按不同比例组成。

二、前　列　腺　癌

前列腺癌的发生与性激素,尤其是体循环中雌激素与雄激素比例失调,特别是雄激素的变化有关。

病理变化:肉眼观,肿瘤切面灰白,结节状,质韧硬,和周围组织边界不清。镜下,多为分化较好的腺癌。

【测试题】

一、单项选择题

1. 生育期妇女最常见的疾病是
    A. 卵巢癌　　　　　　　B. 宫颈癌　　　　　　　C. 子宫平滑肌瘤
    D. 乳腺癌　　　　　　　E. 慢性子宫颈炎

2. 慢性宫颈炎的肉眼形态可呈红色糜烂状,其病变本质是
    A. 黏膜缺损　　　　　　B. 柱状上皮替代鳞状上皮　C. 鳞状上皮层脱落消失
    D. 表面出血　　　　　　E. 腺上皮鳞状化生

3. 以下哪项不是慢性宫颈炎的病理组织学特征
    A. 宫颈腺上皮鳞状化生　B. 间质内慢性炎细胞浸润　C. 伴有息肉
    D. 伴有类上皮细胞　　　E. 形成潴留囊肿

4. 宫颈息肉为
    A. 子宫颈腺瘤　　　　　B. 癌前病变　　　　　　C. 慢性炎症
    D. 腺体萎缩　　　　　　E. 腺体扩张

5. 纳博特囊肿见于
    A. 卵巢畸胎瘤　　　　　B. 子宫内膜异位症　　　C. 慢性子宫颈炎
    D. 卵巢囊肿　　　　　　E. 绒癌卵巢转移

6. 目前研究证实,与宫颈癌发生有关的人类病毒是
    A. 高危险性乳头状瘤病毒　B. 疱疹病毒　　　　　　C. 低危险性乳头状瘤病毒
    D. 柯萨奇病毒　　　　　E. EB 病毒

7. 宫颈癌发生与下列哪项无关
    A. 避孕　　　　　　　　B. 宫颈糜烂　　　　　　C. 人工流产
    D. 早婚　　　　　　　　E. 多产

8. 宫颈癌好发部位及组织起源
    A. 宫颈阴道部鳞状上皮　　　　　　B. 宫颈管腺体
    C. 宫颈外口柱状上皮　　　　　　　D. 宫颈内口柱状上皮
    E. 宫颈阴道部和外口交界处储备细胞

9. 宫颈癌的癌前期病变是
    A. 腺上皮鳞状化生　　　B. 宫颈息肉　　　　　　C. 潴留性囊肿
    D. 宫颈肥厚　　　　　　E. 宫颈上皮内瘤变

10. 关于子宫颈微性浸润性鳞状细胞癌的描述,正确的是
    A. 癌细胞未突破基底膜
    B. 癌细胞未突破基底膜,但已累及腺体
    C. 癌细胞突破基底膜,但 < 基底膜下 3mm
    D. 癌细胞突破基底膜,但 < 基底膜下 5mm
    E. 以上都不是

11. 浸润性宫颈癌指癌肿浸润深度距基膜已超过
    A. 3mm　　　　　　　　B. 5cm　　　　　　　　C. 35mm
    D. 1cm　　　　　　　　E. 5mm

12. 宫颈癌大体形态中哪项除外
    A. 糜烂型   B. 息肉型   C. 菜花型
    D. 内生浸润型   E. 溃疡型

13. 子宫颈癌的组织学类型最常见的为
    A. 鳞状细胞癌   B. 腺癌   C. 黏液癌
    D. 大细胞癌   E. 未分化癌

14. 下列关于子宫颈腺癌的描述,正确的是
    A. 近年的发病率有所下降   B. 大体表现与鳞癌有明显区别
    C. 对化疗高度敏感   D. 最常见的类型是子宫颈管内膜腺癌
    E. 早期可转移至锁骨上淋巴结

15. 早期子宫颈癌较典型的临床表现是
    A. 接触性出血   B. 白带增多   C. 子宫功能性出血
    D. 白带过多,有腥臭   E. 下腹部疼痛

16. 以下哪项不是宫颈癌的临床病理特征
    A. 碘溶液染料显红棕色   B. 黄色恶臭液
    C. 外观呈乳头状或形成溃疡   D. 鳞癌多见
    E. 触之易出血

17. 葡萄胎的主要诊断依据是
    A. 子宫体积增大   B. 宫腔内充满大小不一的水泡
    C. 阴道无痛性流血   D. HCG 含量升高
    E. 胎心音消失

18. 葡萄胎 B 超检查的特征表现是
    A. 多发性小肿块影   B. 密集不均匀的光点如落雪状
    C. 子宫壁有侵袭胎块   D. 子宫壁多发性囊性肿块
    E. 边界不规则的肿块阴影

19. 哪项不是葡萄胎的表现
    A. 子宫比一般正常妊娠月份大   B. 无胎心
    C. 无胎动   D. HCG 阴性
    E. 阴道流血

20. 葡萄胎的特点是
    A. 绒毛间质高度水肿   B. 绒毛间质血管增生
    C. 绒毛滋养细胞萎缩   D. 绒毛间质脱水
    E. 绒毛细胞恶变

21. 部分性葡萄胎的核型为
    A. 46xx(均来自母方)
    B. 46xy(正常核型)
    C. 46yy(均来自父方)
    D. 69 条染色体(额外的单倍体为母系来源)
    E. 69 条染色体(额外的单倍体为父系来源)

22. 下列部分性葡萄胎的特点哪项是错误的

A. 细胞核型为双倍体　　　B. 可含胎儿成分　　　C. 具有正常绒毛

D. 无不典型增生　　　E. 较易癌变

23. 完全型葡萄胎的核型为

A. 23,X 精子未受精后着床

B. 23,X 精子与"空卵"受精后着床

C. 23,X 卵子未受精后着床

D. 23,X 卵子与"空精"受精后着床

E. 卵子与精子受精正常,染色体在着床时丢失

24. 完全性葡萄胎的特点哪项除外

A. 细胞核型为双倍体　　　　　　B. 可含胎儿成分

C. 滋养层细胞增生　　　　　　D. 有不典型增生

E. 部分可发展为绒毛膜癌

25. 下列关于侵蚀性葡萄胎的描述,正确的是

A. 子宫表面出现紫褐色结节

B. 子宫表面出现紫蓝色结节

C. HCG 刮宫后恢复正常

D. 子宫腔内无水泡状物

E. 侵袭能力比绒癌弱,但转移能力比绒癌强

26. 与葡萄胎相比,侵蚀性葡萄胎的主要特征是

A. 出血坏死明显　　　B. 有侵袭行为　　　C. 可见绒毛水肿

D. 绒毛间质血管消失　　　E. 滋养细胞增生

27. 绒毛膜癌多发生于

A. 流产后　　　B. 正常分娩后　　　C. 葡萄胎后

D. 异位妊娠后　　　E. 以上都不对

28. 绒毛膜癌的病理特点哪项除外

A. 滋养层细胞高度增生　　　B. 肿块中大量出血　　　C. 肿块有坏死

D. 有绒毛结构　　　E. 易发生血道播散

29. 绒毛膜癌与葡萄胎和恶性葡萄胎的最大区别在于

A. 滋养细胞增生　　　B. 血、尿 HCG 阳性　　　C. 浸润性

D. 无绒毛结构　　　E. 发生于妊娠妇女

30. 绒毛膜癌最常转移至

A. 阴道　　　B. 肺　　　C. 骨

D. 脑　　　E. 肝

31. 下列可引起 HCG 含量升高的情况哪项除外

A. 妊娠妇女　　　B. 葡萄胎　　　C. 子宫颈癌

D. 侵袭性葡萄胎　　　E. 绒毛膜癌

32. 目前居女性恶性肿瘤第一位的是

A. 子宫内膜癌　　　B. 乳腺癌　　　C. 卵巢未成熟性畸胎瘤

D. 子宫颈癌　　　E. 绒毛膜癌

33. 乳腺癌的高危因素下列哪项不对

A. 家族中有乳腺癌史　　　　　　　　B. 未哺乳或哺乳不正常

    C. 终身未生育或高龄生育　　　　　　D. 多产

    E. 月经初潮早于 13 岁,绝经年龄迟于 55 岁

34. 据统计,乳腺癌的好发部位是乳腺的

    A. 外上象限　　　　　　B. 内下象限　　　　　　C. 内上象限

    D. 乳头部　　　　　　　E. 外下象限

35. 乳腺癌的起源部位主要是

    A. 导管　　　　　　　　B. 乳头　　　　　　　　C. 小叶

    D. 真皮汗腺　　　　　　E. 腺泡

36. 乳腺粉刺癌一般指

    A. 髓样癌　　　　　　　B. 小叶癌　　　　　　　C. 硬癌

    D. 胶样癌　　　　　　　E. 导管内原位癌

37. 乳腺癌最常见的病理组织学类型是

    A. 浸润性导管癌　　　　B. 髓样癌　　　　　　　C. 浸润性小叶癌

    D. 胶样癌　　　　　　　E. 鳞状细胞癌

38. 不发生转移的乳腺癌是

    A. 胶样癌　　　　　　　B. 导管内原位癌　　　　C. 髓样癌

    D. 浸润性小叶癌　　　　E. 浸润性导管癌

39. 乳腺癌的分期标准主要根据肿块大小及转移范围,Ⅲ期乳腺癌的肿块直径一般为

    A. 2cm　　　　　　　　B. >10cm　　　　　　　C. 2~5cm

    D. <2cm　　　　　　　E. >5cm

40. 关于乳腺癌的描述哪项是错误的

    A. 与雌激素分泌紊乱有关　　　　　　B. 多发生在乳腺外上象限

    C. 常有乳头凹陷　　　　　　　　　　D. 呈浸润性生长

    E. 早期即发生血道转移

41. 乳腺癌最易经淋巴道转移至

    A. 颈部淋巴结　　　　　B. 腋窝淋巴结　　　　　C. 锁骨上淋巴结

    D. 锁骨下淋巴结　　　　E. 胸骨旁淋巴结

42. 乳腺癌患者皮肤呈"橘皮样"外观是由于

    A. 乳腺真皮层淋巴管被癌细胞阻塞　　B. 大量纤维组织增生

    C. 癌细胞侵犯皮肤　　　　　　　　　D. 癌细胞坏死

    E. 癌细胞转移

43. 以下最容易血道转移的是

    A. 乳腺癌　　　　　　　B. 宫颈癌　　　　　　　C. 卵巢癌

    D. 子宫内膜癌　　　　　E. 绒毛膜癌

二、填空题

1. 慢性宫颈炎常伴发_____,_____和_____三种病理变化。

2. 子宫颈癌最常见和最重要的转移途径是_____。

3. 子宫颈癌大体形态可分为_____,_____,_____和_____。

4. 子宫颈癌组织学类型以_____居多,依据其进展过程,分为_____和_____。

5. 根据染色体改变及病理特点,可将葡萄胎分为_____和_____两种。

6. 葡萄胎的镜下特点是_____,_____和_____。

7. 绒癌和侵蚀性葡萄胎的主要区别是癌细胞不形成_____。

8. 绒癌容易发生____转移,以____最常见,其次为____、____、____和____等。

9. 乳腺癌约半数发生于_____象限,其次为_____和其他象限。

10. 乳腺癌最常见的转移途径是_____,常首先转移至_____。

11. 前列腺增生的主要临床表现为_____。

12. 前列腺癌多发生于_____,故可通过_____直接扪及。

三、名词解释
1. 子宫颈早期浸润癌　2. 子宫颈浸润癌　3. 滋养层细胞疾病　4. 乳腺粉刺癌　5. 良性前列腺增生

四、问答题
1. 简述完全性和部分性葡萄胎的特点及区别。
2. 简述葡萄胎的病理变化。
3. 为什么乳腺癌时出现乳头下陷和皮肤桔皮样外观?

【参考答案】

一、选择题
1. E　　2. B　　3. D　　4. C　　5. C　　6. A　　7. A　　8. E　　9. E　　10. D
11. E　　12. B　　13. A　　14. D　　15. A　　16. A　　17. B　　18. B　　19. D　　20. A
21. E　　22. A　　23. B　　24. B　　25. B　　26. B　　27. C　　28. D　　29. D　　30. B
31. C　　32. D　　33. D　　34. A　　35. A　　36. E　　37. A　　38. B　　39. E　　40. E
41. B　　42. A　　43. E

二、填空题
1. 宫颈潴留囊肿　宫颈息肉　宫颈糜烂

2. 淋巴道转移

3. 糜烂型　外生菜花型　内生浸润型　溃疡型

4. 鳞状细胞癌　早期浸润癌　浸润癌

5. 完全性葡萄胎　部分性葡萄胎

6. 绒毛因间质高度水肿而增大　绒毛间质内血管消失或见少量无功能的毛细血管　滋养层细胞不同程度增生

7. 绒毛和水泡状结构

8. 血道　肺　脑　胃肠道　肝　阴道壁

9. 外上象限　中央区

10. 淋巴道转移　同侧腋窝淋巴结

11. 尿道梗阻和尿液不畅

12. 前列腺的周围区　肛诊检查

三、名词解释
1. 子宫颈早期浸润癌:指癌细胞突破基底膜,向固有膜间质内浸润,在固有膜内形成不规则的癌细胞巢或条索,但浸润深度不超过基底膜下5mm者。

2. 子宫颈浸润癌:癌组织向间质内浸润性生长,浸润深度超过基底膜下5mm者。

3. 滋养层细胞疾病:是胎盘绒毛滋养层细胞异常增生的一组疾病,包括葡萄胎、侵蚀性葡萄胎、绒毛膜癌和胎盘部位滋养细胞肿瘤,其共同特征为滋养层细胞异常增生。

4. 乳腺粉刺癌:属乳腺导管内原位癌,多位于乳腺中央部位,切面可见扩张的导管内含灰黄色软膏样坏死物质,挤压时可由导管内溢出,状如皮肤粉刺,故称为粉刺癌。

5. 良性前列腺增生:又称结节状前列腺增生或前列腺肥大,以前列腺上皮和间质增生为特征,其发生和雄激素有关。

四、问答题

1. 答:完全性和部分性葡萄胎的特点及区别如下表。

	完全性葡萄胎	部分性葡萄胎
染色体	双倍体(常见46XX,少数为46XY)	三倍体(如69 XXY或XXX)
病理变化	90%来源于单个精子与失去染色体的卵子,10%源于两个精子与空卵壳;不含胎儿;水泡发生在全部绒毛,滋养层细胞呈弥漫性、不典型增生,2%病例可发展为绒癌	除水泡外,含有部分正常绒毛,部分绒毛水肿,体积可变小;可含胎儿成分;滋养层细胞轻度、局灶性增生,且无不典型增生;血清和组织内HCG升高不明显;转为绒癌者罕见

2. 答:葡萄胎分为完全性和部分性。肉眼观,病变局限于宫腔内,不侵入肌层。胎盘绒毛高度水肿,形成透明或半透明的薄壁水泡,内含清亮液体,有蒂相连,形似葡萄。镜下,葡萄胎有以下三个特点:①绒毛因间质高度疏松水肿而增大;②绒毛间质内血管消失,或见少量无功能的毛细血管,内无红细胞;③滋养层细胞有不同程度增生,并有轻度异型性。其中以滋养层细胞增生为葡萄胎的最重要特征。

3. 答:乳腺癌当癌肿侵及乳头又伴有大量纤维组织增生时,由于癌周增生的纤维组织收缩,可导致乳头下陷;如癌组织阻塞真皮内淋巴管,可致皮肤水肿,而毛囊汗腺处皮肤相对下陷,呈橘皮样外观。

(帅　萍)

第十八章 传 染 病

传染病是由病原微生物通过一定的传播途径进入易感人群个体所引起的一组疾病,并能在人群中引起流行。传染病在人群中发生或流行是一个复杂过程,必须同时具备传染源、传播途径和易感人群三个基本环节。

第一节 结 核 病

结核病是由结核杆菌引起的一种慢性肉芽肿病。以肺结核最常见,也见于全身各器官。典型病变为结核结节形成伴有不同程度干酪样坏死。

一、病因及发病机制

结核病的病原菌是结核分枝杆菌,主要是人型、牛型。结核病主要经呼吸道传染,也可经消化道感染,少数经皮肤伤口感染。

二、基本病理变化

1. 渗出性病变　多发生于结核病的早期或机体抵抗力低下,细菌量多,毒力强或变态反应较强时,表现为浆液性或浆液纤维素性炎。好发于肺、浆膜、滑膜和脑膜等处。

2. 增生性病变　发生于细菌量少,毒力较低或机体免疫反应较强时,表现为以增生性改变为主,形成具有诊断价值的结核结节。

结核结节是在细胞免疫的基础上形成的,由上皮样细胞、朗格汉斯巨细胞加上外周局部集聚的淋巴细胞和少量反应性增生的成纤维细胞构成。典型者结核结节中央有干酪样坏死。

3. 坏死性病变　当感染的结核杆菌数量多、毒力强,机体抵抗力低下或变态反应强烈时,上述以渗出为主或以增生为主的病变可继发干酪样坏死。

结核坏死灶因含脂质较多而呈淡黄色,均匀细腻,质地较实,状似奶酪,故称干酪样坏死。镜下为红染无结构的颗粒状物。干酪样坏死对结核病的病理诊断具有一定的意义。干酪样坏死物中大都含有一定量的结核杆菌,可成为结核病恶化进展的原因。

三、转 归

1. 转向愈合

（1）吸收消散：是渗出性病变的主要愈合方式，渗出物经病灶附近淋巴道吸收，病灶缩小或消散。

（2）纤维化、纤维包裹及钙化：增生性病变和小的干酪样坏死灶可完全纤维化，较大的干酪样坏死灶难以完全纤维化，则发生包裹，继而钙化。

2. 转向恶化

（1）浸润进展：病灶周围出现渗出性病变，范围不断扩大，继发干酪样坏死。

（2）溶解播散：干酪样坏死物经体内自然管道（如支气管、输尿管等）排出，形成空洞。液化的干酪样坏死物可通过自然管道播散到其他部位，造成新的结核病灶发生。

四、类型和病理变化

（一）肺结核病

最常见。分为原发性和继发性肺结核病。原发性肺结核是指机体第一次感染结核杆菌所引起的肺结核病，多见于儿童；继发性肺结核病是指机体再次感染结核杆菌所引起的肺结核病，多见于成年人。

1. 原发性肺结核病

病变特征是原发综合征形成。肺的原发病灶、淋巴管炎和肺门淋巴结结核称为原发综合征。X线表现呈哑铃状阴影。

2. 继发性肺结核病

根据其病变特点和临床经过分为以下几种类型。

（1）局灶型肺结核　是继发性肺结核病的早期病变。镜下以增生性病变为主，中央为干酪样坏死。属非活动性结核病。

（2）浸润型肺结核　临床上最常见。病变以渗出为主，中央有干酪样坏死，周围有广泛的病灶周围炎。如病变恶化，病灶局部形成急性空洞。如果急性空洞经久不愈，则可发展为慢性纤维空洞型肺结核。

（3）慢性纤维空洞型肺结核　是成年人慢性肺结核的常见类型，病变有以下特点：①肺内形成一个或多个厚壁空洞；②同侧或对侧肺组织病变复杂多样；③后期肺组织破坏严重，广泛纤维化。病变空洞与支气管相通，可成为结核病的传染源，故此型又称为开放型肺结核。

（4）干酪性肺炎　可由浸润型肺结核恶化或急、慢性空洞内的细菌播散而来。主要病变为大片干酪样坏死灶。

（5）结核球　又称结核瘤，是直径2-5cm，有纤维包裹的孤立的境界分明的干酪样坏死灶。

（6）结核性胸膜炎　按病变性质可分为干性和湿性两种，以湿性结核性胸膜炎常见。

原发性和继发性肺结核病的区别见表18-1。

3. 肺结核病血源播散所致疾病

肺结核病血源播散可引起全身粟粒性结核病及肺粟粒性结核病。

（二）肺外器官结核病

1. 肠结核病　肠结核病可分原发性和继发性两型。原发性者形成肠的原发综合征：肠的原发性结核性溃疡、结核性淋巴管炎和肠系膜淋巴结结核。肠结核可发生于任何肠段，但以回盲部最常见，分为两型。

表 18-1 原发性和继发性肺结核病的区别

	原发性肺结核病	继发性肺结核病
结核杆菌感染	初次	再次
发病人群	儿童	成年人
机体的免疫力或过敏性	无	有
病理特征	原发综合征	病变多样,新旧病灶复杂,较局限
起始病灶	上叶下部,下叶上部近胸膜处	肺尖部
主要播散途径	淋巴道或血道	支气管
病程、预后	短,大多自愈	长,需治疗

(1)溃疡型 此型多见。典型的肠结核溃疡多呈环形,其长轴与肠腔长轴垂直,当溃疡愈合后因瘢痕收缩而致肠腔狭窄。

(2)增生型 病变特点是肠壁大量结核性肉芽组织形成和纤维组织显著增生致使肠壁高度肥厚,肠腔狭窄。

2. 结核性腹膜炎 分干性和湿性两型,以混合型多见。湿性结核性腹膜炎以大量结核性渗出为特征。干性结核性腹膜炎因大量纤维素性渗出物机化而引起腹腔脏器广泛粘连。

3. 结核性脑膜炎 儿童多见。肉眼观,在脑桥、脚间池、视神经交叉的大脑外侧裂等处的蛛网膜下腔内可见多量灰黄色混浊的胶冻样渗出物积聚。

4. 肾结核病 最常见于20~40岁男性。病变起始于肾皮、髓质交界处或肾锥体乳头→结核性空洞→干酪样坏死物随尿液下行→输尿管和膀胱受到波及→膀胱三角区最先受累→影响健侧的输尿管口→健肾输尿管阻塞→健肾功能受损。

5. 生殖系统结核病 男性生殖系统结核病主要见于附睾,附睾结核是男性不育的重要原因之一。女性生殖系统结核以输卵管结核最多见,是女性不孕的原因之一。

6. 骨与关节结核病

(1)骨结核 骨结核主要侵犯脊椎骨、指骨及长骨骨骺等部位。干酪样坏死物液化后在骨旁形成结核性"脓肿",由于局部无红、热、痛,故称"冷脓肿"。脊椎结核是骨结核中最常见的一种,多发生于第10胸椎至第2腰椎。

(2)关节结核 以髋、膝、踝、肘等关节结核多见,多继发于骨结核。病变通常开始于骨骺或干骺端,发生干酪样坏死。

7. 淋巴结结核病 颈部淋巴结结核最常见。淋巴结常成群受累,有结核结节形成和干酪样坏死。

第二节 细菌性痢疾

细菌性痢疾是由痢疾杆菌引起的一种假膜性肠炎,简称菌痢。病变主要限于结肠,以大量纤维素渗出形成假膜为特征。

一、病因和发病机制

患者和带菌者是本病的传染源。痢疾杆菌从粪便中排出后可直接或间接(以苍蝇为媒介)经口传染给健康人。食物和饮水的污染有时可引起菌痢的暴发流行。

二、病理变化和临床病理联系

菌痢的病理变化主要累及大肠,尤以乙状结肠和直肠为重。

1. 急性细菌性痢疾 早期表现为急性卡他性炎,随后出现特征性假膜性炎、溃疡形成,最后愈合。

病变肠管蠕动增强、痉挛→阵发性腹痛、腹泻等症状。炎症刺激直肠壁→里急后重和排便次数增多。

2. 慢性细菌性痢疾 肠道病变不稳定,时好时坏,新旧病灶并存。

3. 中毒型细菌性痢疾 其特征是起病急骤,全身中毒症状重,但肠道病变轻微。

第三节 流行性脑脊髓膜炎

流行性脑脊髓膜炎是由脑膜炎双球菌感染引起的脑脊髓膜的急性化脓性炎症,简称流脑。多为散发性,在冬春季可引起流行。

一、病因及发病机制

脑膜炎双球菌存在于病人及带菌者的鼻咽部,借飞沫经呼吸道传染,细菌进入呼吸道后,大多数仅在局部引起轻微的炎症而不发生本病。仅少数人因抵抗力低下,细菌经呼吸道黏膜入血,并在血中繁殖,到达脑脊髓膜引起急性化脓性炎。

二、病 理 变 化

病变部位:脑脊髓膜,尤其是软脑膜及蛛网膜下腔为著。

病变性质:急性化脓性炎。

肉眼观:脑脊髓膜血管高度扩张充血,蛛网膜下腔充满灰黄色脓性渗出物,严重者脑沟脑回被脓液覆盖而模糊不清。脓液分布广泛,以额、顶叶表面最为显著。

镜下观:蛛网膜下腔增宽,内有大量中性粒细胞、纤维素及少量单核细胞、淋巴细胞渗出,血管高度扩张充血,革兰氏染色在中性粒细胞和单核细胞胞浆中可找到脑膜炎双球菌。

三、临床病理联系

1. 脑膜刺激症状:表现为颈强直和克尼氏征阳性,是由于脊神经根受压引起。

2. 颅内压升高症状:头痛、呕吐、昏迷、抽搐,小脑前囟饱满。

3. 脑脊液的改变:脑脊液压力增高,混浊或呈脓性,细胞数及蛋白含量增多,糖量减少,涂片及培养均可找到脑膜炎双球菌。

4. 脑神经受损及麻痹。

四、结局和并发症

及时治疗,大多数患者能治愈;治疗不当,可发展为慢性。可并发脑积水、脑神经麻痹、脑底脉管炎等。

第四节 流行性乙型脑炎

流行性乙型脑炎是由乙型脑炎病毒感染引起的急性传染病,简称乙脑。为虫媒病毒感染性疾病,夏秋季流行,儿童多见。

一、病因及发病机制

病原体是乙型脑炎病毒,主要存在于家畜中,传播媒介是蚊类。

二、病理变化

病变部位:以大脑皮质、基底核、视丘最为严重,其次是小脑皮质、延髓和桥脑,脊髓的病变最轻,仅局限于颈段脊髓。

病变性质:变质性炎。

肉眼观:不明显。

镜下观:(1)脑血管改变和炎症应:脑实质内血管扩张充血,淋巴细胞、单核细胞、浆细胞渗出并围绕血管浸润。(2)神经细胞变性坏死:神经细胞肿胀,尼氏小体消失,胞浆出现空泡,核浓缩、甚至核消失。在变性坏死的神经细胞周围,常有增生的少突胶质细胞围绕,称神经细胞卫星现象;小胶质细胞及中性粒细胞侵入变性坏死的神经细胞内,称为噬神经细胞现象。(3)软化灶形成:神经组织灶性坏死液化,形成颜色浅,质地疏松的筛网状病灶,称为软化灶,对本病有诊断意义。(4)胶质细胞增生:胶质细胞(主要是小胶质细胞)呈弥漫或灶性增生,若集合成群则形成胶质小结。

三、临床病理联系

1. 颅内压升高。
2. 脑膜刺激征。
3. 脑脊液的改变:脑脊液透明或微混浊,细胞成分以淋巴细胞为主。糖类正常或偏高。蛋白质轻度增高。氯化物正常。少数病例脑脊液检查可呈阴性。

四、结局和后遗症

本病经及时治疗,患者多数在急性期后痊愈。有的患者出现痴呆、语言障碍、肢体瘫痪、脑神经麻痹等症状,经数月后可恢复正常。少数病例由于不能完全恢复而留下后遗症。

第五节 艾 滋 病

艾滋病是由人免疫缺陷病毒感染引起的,以严重免疫缺陷为主要特征的致命性传染病。

一、病因及传播途径

患者和无症状病毒携带者是本病的传染源。HIV 主要存在宿主血液、精液、子宫和阴道分泌物及乳汁中。性接触传播是主要的传播途径,也可经血液传播或母婴垂直传播。

二、发 病 机 制

HIV 是嗜 T 淋巴细胞和嗜神经细胞的病毒,CD4$^+$T 淋巴细胞是其主要攻击目标。HIV 病毒侵入血液中的 CD4$^+$T 淋巴细胞中进行复制,破坏 CD4$^+$T 淋巴细胞。此外,其他免疫细胞如单核-巨噬细胞、B 淋巴细胞、CD$_8^+$T 淋巴细胞和 NK 细胞等功能也均不同程度受损,导致整个免疫功能缺陷,发生一系列顽固性机会性感染和肿瘤。

三、病 理 变 化

1. 淋巴组织削减 早期,淋巴结肿大,淋巴滤泡明显增生,类似反应性淋巴结炎。随着病变的进展,滤泡网状带开始破坏,有血管增生,皮质区及副皮质区淋巴细胞减少,浆细胞浸润。晚期淋巴细胞几乎消失殆尽,最后淋巴结结构完全消失。

2. 机会性感染 多发性机会性感染是本病的另一特点,感染范围广泛,可累及多个器官。其中以中枢神经系统、肺、消化道受累最为常见。70%~80% 的患者可经历一次或多次卡氏肺孢菌感染,70% 的病例有中枢神经系统受累,主要有弓形虫或新型隐球菌感染所致的脑炎或脑膜炎。

3. 恶性肿瘤 约 1/3 的患者可发生 Kaposi 肉瘤,其他常见的肿瘤为非霍奇金淋巴瘤。

【测试题】

一、选择题

1. 下列哪项是结核病最重要的传播途径
   A. 消化道传播　　　　　B. 呼吸道传播　　　　　C. 泌尿道传播
   D. 血道传播　　　　　　E. 以上都不是

2. 关于干酪样坏死物的描述,哪项是错误的
   A. 红染无结构的颗粒状物　　　　　B. 质地较实呈固体状
   C. 不含结核杆菌　　　　　　　　　D. 液化的干酪样坏死物含大量结核杆菌
   E. 可以成为结核病在体内的播散源

3. 关于结核病的渗出性病变,下列哪项描述是错误的
   A. 出现于结核性炎症的早期　　　　B. 出现于病变转向恶化时
   C. 细菌量多毒力强时　　　　　　　D. 人体免疫反应较强时
   E. 好发于肺浆膜处

4. 临床上最常见的活动性继发性肺结核是
   A. 局灶型肺结核　　　　B. 慢性纤维空洞型肺结核　C. 浸润型肺结核
   D. 干酪型肺结核　　　　E. 结核球

5. 开放性愈合出现于
   A. 浸润型肺结核　　　　B. 局灶型肺结核　　　　C. 原发型肺结核
   D. 慢性纤维空洞型肺结核　E. 结核球

6. 关于 AIDS 病人结核病的特征,下列哪项是错误的
   A. 继发性肺结核病灶常位于肺尖部　　B. 空洞不常见
   C. 常并发纵隔淋巴结结核　　　　　　D. 肺外结核发病率高
   E. 结核杆菌易扩散

7. 关于结核性胸膜炎,下列哪项是错误的
   A. 主要是经血道播散所致
   B. 儿童多见
   C. 病变以脑底最轻
   D. 常是全身粟粒性结核病的一部分
   E. 可引起脑积水

8. 淋巴结结核最常见于
   A. 颌下淋巴结
   B. 支气管旁淋巴结
   C. 肠系膜淋巴结
   D. 颈部淋巴结
   E. 腹股沟淋巴结

9. 脊椎结核多见于
   A. 第8胸椎至第10胸椎
   B. 第10胸椎至第2腰椎
   C. 颈椎
   D. 第6胸椎至第8胸椎
   E. 第4胸椎至第6胸椎

10. 伤寒杆菌引起的炎症反应特点是
    A. 纤维母细胞增生为主
    B. 病灶内大量中性粒细胞浸润
    C. 病灶内无中性粒细胞浸润
    D. 淋巴细胞浸润为主
    E. 浆细胞浸润为主

11. 结核结节中的上皮样细胞来源于
    A. 支气管上皮细胞
    B. 巨噬细胞
    C. 间叶细胞
    D. 成纤维细胞
    E. 肺泡上皮细胞

12. 原发性肺结核病的病理特征是
    A. 急性空洞形成
    B. 慢性厚壁空洞形成
    C. 造成血道播散
    D. 原发综合征形成
    E. 造成支气管播散

13. 下列哪一型肺结核临床上患者病情危重
    A. 原发性肺结核
    B. 慢性纤维空洞型肺结核
    C. 浸润型肺结核
    D. 结核瘤
    E. 干酪性肺炎

14. 绝大多数肠结核继发于
    A. 局灶型肺结核
    B. 原发性肺结核
    C. 活动性空洞型肺结核病
    D. 结核球
    E. 结核性腹膜炎

15. 伤寒肠道病变以下列哪一部位的淋巴组织病变最为常见和明显
    A. 空肠下段
    B. 回肠下段
    C. 盲肠
    D. 直肠
    E. 乙状结肠

16. 肠伤寒所形成的溃疡为
    A. 环形溃疡
    B. 烧瓶口状溃疡
    C. 地图状溃疡
    D. 火山口状溃疡
    E. 溃疡长轴与肠的长轴平行

17. 肺外结核发生主要根源是
    A. 结核杆菌的血源性播散
    B. 结核杆菌的淋巴道播散
    C. 结核病灶的直接蔓延
    D. 结核病灶沿自然管道扩散
    E. 肺外器官直接感染结核杆菌

18. 流行性脑脊髓膜炎最常见的病原菌是
    A. 肺炎双球菌
    B. 脑膜炎双球菌
    C. 金黄色葡萄球菌
    D. 溶血性链球菌
    E. 大肠杆菌

19. 流行性脑脊髓膜炎中,病原菌主要侵犯

A. 大脑皮质　　　　　　B. 额、顶叶及脑干　　　　C. 硬脑膜

D. 蛛网膜下腔　　　　　E. 丘脑及基底神经核

20. 流行性脑脊髓膜炎患者出现颈项强直是由于

A. 颅内压增高　　　　　　　　　　B. 颈髓受炎症损害

C. 锥体束损伤　　　　　　　　　　D. 炎症使颈髓神经根肿大、受压

E. 炎症使颈髓神经兴奋,肌肉强直

21. 流行性脑脊髓膜炎的病变性质属于

A. 变质性炎　　　　　　B. 渗出性炎　　　　　　　C. 增生性炎

D. 肉芽肿性炎　　　　　E. 化脓性炎

22. 有关流行性脑脊髓膜炎的描述中,错误的是

A. 皮肤有瘀点和瘀斑　　B. 脑膜刺激征　　　　　　C. 颅内压升高症状

D. 血性脑脊液　　　　　E. 脑脊液中糖含量降低

23. 流行性乙型脑炎的病变性质属于

A. 变质性炎　　　　　　B. 渗出性炎　　　　　　　C. 增生性炎

D. 肉芽肿性炎　　　　　E. 化脓性炎

24. 流行性乙型脑炎的病原菌是

A. 乙型链球菌　　　　　B. β-溶血性链球菌　　　　C. 脑膜炎双球菌

D. 乙型脑炎病毒　　　　E. 柯萨奇病毒

25. 流行性乙型脑炎时,病变的主要部位是

A. 大脑皮质　　　　　　　　　　　B. 大脑灰质

C. 小脑　　　　　　　　　　　　　D. 大脑皮质及基底节、丘脑

E. 软脑膜

26. 流行性乙型脑炎时不会产生哪项病变

A. 脑软化灶形成　　　　B. 神经细胞坏死　　　　　C. 脑膜充血水肿

D. 脑脊液形成脓液　　　E. 脑内胶质细胞增生

27. 流行性乙型脑炎的噬神经细胞现象是下列哪种细胞侵入神经细胞内

A. 中性粒细胞　　　　　　　　　　B. 小胶质细胞

C. 淋巴细胞　　　　　　　　　　　D. 巨噬细胞和小胶质细胞

E. 小胶质细胞和淋巴细胞

28. 流行性乙型脑炎病变最轻的部位是

A. 大脑皮质　　　　　　B. 基底节　　　　　　　　C. 丘脑

D. 脊髓　　　　　　　　E. 中脑

29. 形成卫星现象的细胞是

A. 小胶质细胞　　　　　B. 少突胶质细胞　　　　　C. 星形细胞

D. 室管膜细胞　　　　　E. 巨噬细胞

二、填空题

1. 继发性肺结核的类型有 _____、_____、_____、_____、_____、

_____等。

2. 伤寒时心肌可出现_____,皮肤出现_____,膈肌、腹直肌可发生_____。

3. 肠伤寒按病变发展过程分_____、_____、_____、_____四期。

4. 急性细菌性痢疾典型病变过程为初期的_____,随后的_____和_____形成,最后愈合。

5. 流行性乙型脑炎是由_____引起的,病变性质属于_____炎症。

6. 流行性脑脊髓炎是由_____引起的,病变性质属于_____炎症。

7. 脑膜刺激征包括_____和_____阳性。

8. 神经元发生_____,为增生的_____环绕,在_____个以上者,称卫星现象。

9. 增生的_____细胞_____和_____神经细胞,这种现象叫噬神经细胞现象。

10. 流脑中,灶性神经组织____、_____形成_____软化灶,对本病来说,具有一定的特征性。

三、名词解释

1. 结核结节　2. 干酪样坏死　3. 肺原发综合征　4. 开放性愈合　5. 结核球　6. 冷脓肿　7. 伤寒肉芽肿　8. 胶质细胞结节　9. 软化灶　10. 血管套　11. 卫星现象　12. 嗜神经细胞现象

四、问答题

1. 肺结核病急性空洞和厚壁空洞的异同点有哪些?

2. 以急性细菌性痢疾为例,描述假膜性炎的病变特点。

3. 肠结核、肠伤寒、细菌性痢疾的病变有何不同?

4. 简述慢性纤维空洞型肺结核病变特点。

5. 描述骨结核时"冷脓肿"的形成过程。

6. 试比较原发性肺结核与继发性肺结核的差异。

7. 简述流行性脑脊髓膜炎的病变特点。

8. 简述流行性乙型脑炎的病变特点。

【参考答案】

一、选择题

1. B　2. C　3. D　4. C　5. D　6. A　7. C　8. D　9. B　10. C
11. B　12. D　13. E　14. C　15. B　16. E　17. A　18. B　19. D　20. D
21. E　22. D　23. A　24. D　25. D　26. D　27. D　28. D　29. B

二、填空题

1. 局灶型肺结核　浸润型肺结核　慢性纤维空洞型肺结核　干酪性肺炎　结核球　结核性胸膜炎

2. 中毒性心肌炎　玫瑰疹　蜡样变性

3. 髓样肿胀期　坏死期　溃疡期　愈合期

4. 急性卡他性炎　特征性假膜性炎　溃疡

5. 乙型脑炎病毒　变质性

6. 脑膜炎双球菌　化脓性

7. 颈项强直　屈髋伸膝征(Kernig)阳性

8. 变性、坏死　少突胶质细胞　5

9. 小胶质　包围　吞噬

10. 坏死　液化　镂空筛网状

三、名词解释

1. 结核结节:是在细胞免疫的基础上形成的,由上皮样细胞、朗格汉斯巨细胞加上外周局部集聚的淋巴细胞和少量反应性增生的成纤维细胞构成。典型者结核结节中央有干酪样坏死。

2. 干酪样坏死:结核病坏死灶因含脂质较多而呈淡黄色,均匀细腻,质地较实,状似奶酪,故称。

3. 肺原发综合征:肺的原发病灶、淋巴管炎和肺门淋巴结结核称为原发综合征。

4. 开放性愈合:体积较大的空洞,内壁坏死组织脱落,肉芽组织逐渐变成纤维瘢痕组织,由支气管上皮覆盖,此时,空洞虽仍存在,但已无菌,实际上已愈合故称开放性愈合。

5. 结核球:又称结核瘤,是直径 2～5cm,有纤维包裹的孤立的境界分明的干酪样坏死灶。

6. 冷脓肿:干酪样坏死物液化后在骨旁形成结核性"脓肿",由于局部无红、热、痛,故又称"冷脓肿"。

7. 伤寒肉芽肿:增生活跃的巨噬细胞质吞噬有伤寒杆菌、红细胞和细胞碎片,此即伤寒细胞。伤寒细胞常聚集成团,形成小结节称为伤寒肉芽肿。

8. 胶质细胞结节:流行性乙型脑炎时小胶质细胞增生,聚集成团,常位于血管旁及坏死的神经细胞附近。

9. 软化灶:流行性乙型脑炎时,神经组织发生局灶性坏死液化,形成质地疏松,染色较淡的筛网状病灶。

10. 血管套:流行性乙型脑炎时,脑实质血管周围间隙增宽,以淋巴细胞为主的炎细胞围绕血管呈袖套状浸润。

11. 卫星现象:在变性的神经细胞周围被 5 个以上的少突胶质细胞围绕所形成卫星样结构。

12. 嗜神经细胞现象:小胶质细胞及巨噬细胞侵入变性坏死的神经细胞内。

四、问答题

1. 答:①坏死物中都有大量结核杆菌,成为播散源,都可以造成咯血。②急性空洞壁薄易愈合,厚壁空洞壁厚不易愈合。

2. 答:肠黏膜充血、水肿,中性粒细胞浸润,继而发生坏死,加之渗出的纤维素、细菌及红细胞一起形成灰白色的假膜,假膜呈糠皮状,可融合成片。一周后,假膜脱落,形成大小不等、形状不一的"地图状"浅表溃疡。

3. 答:结核性溃疡常呈环形,加之病损较深,可累及肌层,故溃疡愈合后常因瘢痕形成和挛缩,引起肠腔狭窄。

伤寒时肠道病变常见于回肠下端的集合淋巴小结和孤立淋巴小结。形成溃疡的大小和形状与淋巴组织的形态相似;孤立淋巴小结溃疡成小圆形,集合淋巴小结溃疡呈椭圆形,其长轴与肠管长轴平行;故瘢痕挛缩时不引起肠腔狭窄。

细菌性痢疾溃疡多浅小,很少穿过肌层。溃疡愈合后,局部黏膜常无明显的瘢痕形成。故一般不引起肠腔狭窄。肠阿米巴病慢性期病变可见坏死、溃疡形成,肉芽组织增生和瘢痕形成交替进行。溃疡边缘黏膜亦可过度增生而形成息肉突入肠腔,最终可使肠壁增厚变硬而引起肠腔狭窄,但这种情况较少见。

4. 答:①肺内有一个或多个厚壁空洞;②同侧或对侧肺组织,特别是肺下叶可见由支气管播散引起的新旧不一、大小不等、病变类型不同的病灶,愈往下愈新鲜。③后期肺纤维组织严重破坏,广泛纤维化、胸膜增厚并与胸壁粘连,严重影响肺功能。

5. 答:干酪样坏死型骨结核可见明显的干酪样坏死和死骨形成,当病变累及周围软组织后,引起干酪样坏死和结核性肉芽肿形成,坏死组织液化后在骨旁形成结核性"脓肿",因"脓肿"局部无红、热、痛,故称"冷脓肿"。

6. 答:原发性和继发性肺结核病比较见下表:

	原发性肺结核病	继发性肺结核病
结核杆菌感染	初次	再次
发病人群	儿童	成年人
机体的免疫力或过敏性	无	有
病理特征	原发综合征	病变多样,新旧病灶复杂,较局限
起始病灶	上叶下部,下叶上部近胸膜处	肺尖部
主要播散途径	淋巴道或血道	支气管
病程、预后	短,大多自愈	长,需治疗

7. 答:肉眼观:脑脊髓膜血管高度扩张充血,病变严重的区域,蛛网膜下腔充满灰黄色脓性渗出物,覆盖于脑沟脑回,以致结构模糊不清,边缘病变较轻的区域,可见脓性渗出物沿血管分布。

镜下:蛛网膜血管高度扩张出血,蛛网膜下腔增宽,其中有大量中性粒细胞,浆细胞及纤维素渗出和少量淋巴细胞、单核细胞浸润。脑实质一般不受累,邻近的脑皮质可有轻度水肿。

8. 答:肉眼观,软脑膜充血、水肿,脑回变宽,脑沟变浅。切面充血水肿,严重者脑实质有散在点状出血,可见散在粟粒或针尖大的软化灶,一般以顶叶及丘脑等处最为明显。
镜下:
(1)脑血管改变和炎症反应;
(2)神经细胞变性坏死;
(3)软化灶形成;
(4)胶质细胞增生。

(帅 萍)

参 考 文 献

1. 步宏. 病理学与病理生理学. 第 2 版. 北京：人民卫生出版社. 2008.

2. 步宏. 病理学与病理生理学. 第 3 版. 北京：人民卫生出版社. 2014.

3. 陈杰, 李甘地. 病理学. 第 2 版. 北京：人民卫生出版社. 2014.

4. 陈主初. 病理生理学. 北京：人民卫生出版社. 2005.

5. 董郡. 病理学. 第 2 版. 北京：人民卫生出版社. 1996.

6. 和瑞芝. 病理学与病理生理学. 第 6 版. 北京：人民卫生出版社. 2010.

7. 金惠铭, 王建枝. 病理生理学. 第 7 版. 北京：人民卫生出版社. 2008.

8. 金惠铭. 病理生理学. 第 8 版. 北京：人民卫生出版社. 2013.

9. 李玉林. 病理学. 第 7 版. 北京：人民卫生出版社. 2008.

10. 李玉林. 病理学. 第 8 版. 北京：人民卫生出版社. 2013.

11. 刘彤华. 诊断病理学. 北京：人民卫生出版社. 1998.

12. 孙保存. 病理学. 北京：人民卫生出版社. 2001.

13. 王斌, 陈命家. 病理学与病理生理学. 第 6 版, 北京：人民卫生出版社. 2010.

14. 王迪浔, 金惠铭. 人体病理生理学. 北京：人民卫生出版社. 2008.

15. 王建枝, 殷莲华. 病理生理学. 北京：人民卫生出版社. 2013.

16. 吴继锋. 病理学. 第 2 版. 北京：人民卫生出版社. 2006.

17. 杨光华. 病理学. 第 5 版. 北京：人民卫生出版社. 2002.

18. 杨庆春, 黄林邦. 医学形态技能学. 北京：人民卫生出版社. 2014.

19. 杨庆春, 李伟松, 何珏. 病理学. 北京：中国医药科技出版社. 2014.

20. 郑美蓉, 方义湖. 病理学. 北京：科学出版社. 2014.